L'or dentaire des nazis

Médecine à travers les siècles

Collection dirigée par le Docteur Xavier Riaud

L'objectif de cette collection est de constituer « une histoire grand public » de la médecine ainsi que de ses acteurs plus ou moins connus, de l'Antiquité à nos jours.
Si elle se veut un hommage à ceux qui ont contribué au progrès de l'humanité, elle ne néglige pas pour autant les zones d'ombre ou les dérives de la science médicale.
C'est en ce sens que – conformément à ce que devrait être l'enseignement de l'histoire –, elle ambitionne une « vision globale » et non partielle ou partiale comme cela est trop souvent le cas.

Dernières parutions

Isabelle CAVÉ, *Les accidents professionnels. Enjeux sociaux et médicaux de la loi du 10 avril 1898. Les préludes à la médecine du travail*, 2019.
Philippe SCHERPEREEL, *André Vésale et Ambroise Paré. Destins croisés d'un anatomiste et d'un chirurgien à la Renaissance*, 2019.
Mathilde LONGUEVILLE, *Art dentaire en Préhistoire. Etat des connaissances et reconstitution expérimentale*, 2019.
Morgane MORICE, *Reconstitutions faciales chez les momies égyptiennes*, 2019.
Gérard TERRIER, *Us et coutumes de la salle de garde*, 2019.
Xavier RIAUD, *Adn, dents et maladies*, 2019.
Philippe SCHERPEREEL, *Eugène-Louis Doyen. Chirurgien génial et scandaleux de la Belle Époque*, 2018.
Maxime COURNAULT, *Un ordre pour les chirurgiens-dentistes en France. 24 septembre 1945*, 2018.
Pierre AUBRY, avec la collaboration de Bernard-Alex GAÜZÈRE, *Jean et Charles-Guillaume Viguerie. La chirurgie toulousaine aux XVIII*e *et XIX*e *siècles*, 2018.
Gérard ALEXANDRE, *Histoire d'os. Mémoire d'un chirurgien orthopédiste (1959/2017)*, 2018.
Michel A. GERMAIN, *Les sarcomes osseux chez l'enfant. Une longue histoire*, 2018.
Philippe SCHERPEREEL, Marc DECOULX, Gérard BISERTE †, *Histoire de la faculté de médecine et des hôpitaux de Lille*, 2018.
Jacques CHABANNES, *La neurochirurgie en Auvergne. Quarante années fondatrices (1953-1993)*, 2018.
Michel A. GERMAIN, Frédéric Chopin (1810-1849). *Un musicien de génie atteint d'une maladie rare, la mucoviscidose*, 2018.

Xavier Riaud

L'or dentaire des nazis

L'Harmattan

Du même auteur

- *La pratique dentaire dans les camps du IIIe Reich*,
Coll. « Allemagne d'hier et d'aujourd'hui », L'Harmattan (éd.), Paris, 2002.
- *Les dentistes allemands sous le IIIe Reich*,
Coll. « Allemagne d'hier et d'aujourd'hui », L'Harmattan (éd.), Paris, 2005.
- *L'influence des dentistes américains pendant la guerre de Sécession (1861-1865)*,
Coll. « Médecine à travers les siècles », L'Harmattan (éd.), Paris, 2006.
- *Les dentistes, détectives de l'Histoire*,
Coll. « Médecine à travers les siècles », L'Harmattan (éd.), Paris, 2007.
- *Première Guerre mondiale et stomatologie : des praticiens d'exception…*,
Coll. « Médecine à travers les siècles », L'Harmattan (éd.), Paris, 2008.
- *Plaidoyer pour un enseignement historique de l'Art dentaire*,
Coll. « Ethique & Pratique médicale », L'Harmattan (éd.), Paris, 2008.
- *Etude de la pratique odontologique et de ses déviances dans les camps de l'Allemagne nazie*,
A.N.R.T. (éd.), Lille, 2008.
- *Quand la dent mène l'enquête…*,
Coll. « Médecine à travers les siècles », L'Harmattan (éd.), Paris, 2008.
- *Pionniers de la chirurgie maxillo-faciale*,
Coll. « Médecine à travers les siècles », L'Harmattan (éd.), Paris, 2010.
- *Histoires de la médecine bucco-dentaire*,
Coll. « Médecine à travers les siècles », L'Harmattan (éd.), Paris, 2010.
- *Etude de la pratique dentaire dans les camps de l'Allemagne nazie, entre dérives et thérapeutiques médicales*,
Les Editions Universitaires Européennes, Sarrebruck, 2010.
- *Odontologie médico-légale : entre histoire et archéologie*, co-écrit avec le Dr Francis Janot,
Coll. « Médecine à travers les siècles », L'Harmattan (éd.), Paris, 2010.
- *Dentistes héroïques de la Seconde Guerre mondiale*,
Coll. « Médecine à travers les siècles », L'Harmattan (éd.), Paris, 2011.
- *Chroniques odontologiques des rois de France et de la dynastie napoléonienne*,
Coll. « Médecine à travers les siècles », L'Harmattan (éd.), Paris, 2011.
- *Les dentistes américains dans la guerre de Sécession (1861-1865)*,
Coll. « Médecine à travers les siècles », L'Harmattan (éd.), 2ème édition, Paris, 2012.
- *Napoléon Ier et ses médecins*,
Coll. « Médecine à travers les siècles », L'Harmattan (éd.), Paris, 2012, Prix de l'AAMSSA 2012.
- *Histoire indépendentaire*, Coll. « Médecine à travers les siècles », L'Harmattan (éd.), Paris, 2013.
- *Des dentistes qui ont fait l'Histoire…*,
Coll. « Médecine à travers les siècles », L'Harmattan (éd.), Paris, 2013.
- *Odontologie médico-légale et serial killers, la dent qui en savait trop…*, coécrit avec le Dr Philippe Brousseau,
Coll. « Médecine à travers les siècles », L'Harmattan (éd.), Paris, 2014.
- *Chirurgie dentaire et nazisme*,
Coll. « Allemagne d'hier et d'aujourd'hui », L'Harmattan (éd.), Paris, 2015.
- *Et si la Seconde Guerre mondiale nous était racontée autrement…*,
Coll. « Médecine à travers les siècles », L'Harmattan (éd.), Paris, 2015.
- *Napoléon Ier et ses dentistes*, Coll. « Médecine à travers les siècles », L'Harmattan (éd.), Paris, 2016.
- *Archéologies dentaires*, Les Editions Universitaires Européennes, Sarrebruck, 2016.
- *Dent et archéologie, une expérience vécue*,
Coll. « Médecine à travers les siècles », L'Harmattan (éd.), Paris, 2017.
- *Dents et espions*, Coll. « Médecine à travers les siècles », L'Harmattan (éd.), Paris, 2018.
- *Charles Godon (1854-1923) et Georges Villain (1881-1938), le maître et l'élève*,
Coll. « Médecine à travers les siècles », L'Harmattan (éd.), Paris, 2018.
- *ADN, dents et maladies*, Coll. « Médecine à travers les siècles », L'Harmattan (éd.), Paris, 2019.

5-7, rue de l'Ecole-Polytechnique, 75005 Paris
http://www.editions-harmattan.fr
ISBN : 978-2-343-18434-0
EAN : 9782343184340

Avant-propos

A la lecture de cet ouvrage, certains verront de la lourdeur dans le récit des événements qui suivront. Certains trouveront une atmosphère pesante à un tel ouvrage, déjà dramatique par la problématique posée. C'est voulu. C'est fait sciemment. L'objectif de cet opus est d'être le plus exhaustif possible, en ayant pertinemment conscience qu'un tel travail basé avant tout sur le témoignage des rescapés rend impossible toute exhaustivité justement. Pourtant, nous avons essayé. Les archives présentées ici proviennent ainsi de musées et de centres du monde entier. En fait, plus de 15 d'entre eux m'ont ouvert leurs portes et m'ont permis d'accéder à des documents uniques et extraordinaires par leurs contenus.

Aucun livre n'a jamais été écrit sur cette question dans le monde. Des études sommaires, des témoignages de-ci, de-là, mais aucun livre de référence faisant le point sur l'état des connaissances à ce sujet n'existe à ce jour, d'où mon souhait d'être le plus complet possible.

L'essentiel de cette recherche fait partie d'une thèse de doctorat de 3ème cycle en épistémologie, histoire des sciences et des techniques, soutenue au Centre François Viète d'Histoire des sciences et des techniques de la Faculté des Sciences de Nantes, en 2007, devant un jury international, intitulée *Etude de la pratique dentaire et de ses déviances dans les camps de l'Allemagne nazie*.

La genèse, la récupération proprement dite camp par camp (de concentration ou d'extermination) et enfin l'exploitation de cet or dit « humain » feront l'objet de différents chapitres. De même, les divers personnages impliqués et leur responsabilité personnelle respective dans cette opération seront évoqués.

Récemment, en 2018, l'ambassadeur d'Allemagne en fonction à Paris a pu consulter l'ensemble de mes recherches sur la Seconde Guerre mondiale, l'essentiel étant tourné vers la déportation et la Shoah, et, dans une lettre d'une grande gentillesse, il n'a pas tari d'éloges sur leur ampleur. Il m'a fait ainsi un très grand honneur. Cette lettre, pour des raisons que je ne peux pas révéler, a été prépondérante pour moi et d'un secours essentiel.

Je vous invite donc à lire, à découvrir un des aspects les plus terribles, les plus terrifiants de cette guerre par tout ce qu'elle implique : la récupération de l'or dentaire dans les camps de l'Allemagne nazie.

Rappel bref de la situation économique de l'Allemagne avant la guerre

Après la Première Guerre mondiale, l'Allemagne est exsangue. Elle a été partiellement occupée, désarmée et amputée de son territoire, et de ses quelques colonies. Elle manque cruellement d'or pour payer sa dette de guerre[1].

Favorisé par le Traité de Versailles (28 juin 1919, entré en vigueur le 10 janvier 1920) qui étrangle économiquement l'empire défait des Hohenzollern, et celui du Trianon (4 juin 1920) qui démembre la monarchie séculaire des Habsbourg, le mouvement nazi se coagule au tout début des années 20, en Allemagne et en Autriche. Le désir de revanche qui germe dans l'extrême droite allemande ne vise pas seulement à la reconquête territoriale, mais à la reconstitution des richesses perdues. A cette époque, la plupart des monnaies sont indexées sur l'or et on peut obtenir des bank-notes étrangères contre des lingots d'or. L'or et les armes, telle est donc l'association sur laquelle les nazis ont juré d'asseoir leur « Reich millénaire ».

La crise financière déclenchée par le « vendredi noir » de Wall Street, le 24 octobre 1929, frappe l'Allemagne[2] avec une brutalité toute particulière. Elle provoque de nombreuses faillites, une flambée du chômage et une dramatique vague de suicides.

En 1934, un accord de clearing est conclu entre la Suisse[3] et l'Allemagne. Outre la règle de compensation qui consiste à annuler les dettes réciproques entre les deux pays, cet accord comporte une clause très particulière : 11,8 % de la contre-valeur des importations allemandes en Suisse sont réglées en francs suisses. Cette disposition est essentielle aux Nazis pour pouvoir effectuer des achats à l'étranger, le franc suisse étant accepté à la différence du Reichsmark[4].

En 1936, Hitler lance le « Plan de quatre ans » qui vise à rendre l'Allemagne économiquement indépendante de l'étranger. Cette politique d'autarcie connaît un certain succès au prix de privations

---

[1] Cf. Picaper Jean-Paul, *Sur la trace des trésors nazis*, Tallandier (éd.), Paris, 1998, pp. 16-18.

[2] Cf. Castellan Georges, *L'Allemagne de Weimar*, A. Colin (éd.), Paris, 1969, p. 170 sq. ; cf. Badia Gilbert, *Histoire de l'Allemagne contemporaine*, Messidor/Editions sociales, Paris, vol. 1, 1987, p. 190 sq.

[3] Cf. Henry Charles, « La Suisse et le financement de la guerre, neutralité et sens des affaires », in *Seconde Guerre Mondiale*, n°2, Puteaux, mai/juin 2002, pp. 36-39.

[4] Cf. Picaper Jean-Paul, *Sur la trace…*, op. cit. 1998, pp. 16-18.

importantes pour la population. Ce plan a pour objectif d'accélérer la réorientation des activités pour satisfaire les besoins d'une économie de guerre. Mais, la question des besoins en matières premières demeure à peu près entière dans le cadre autarcique. Comment se les procurer ? Qui veut encore commercer avec le régime nazi ? Reste la solution territoriale par le contrôle des zones d'approvisionnement.
Pourtant, malgré le contrôle des régions riches en matières premières en Europe, au Proche-Orient et dans les Balkans, l'industrie d'armement continue de dépendre des achats effectués hors des territoires sous domination allemande. Il faut importer 100 % de manganèse nécessaire à l'alliage d'acier pour la fabrication des tubes de canon et des fusils, et la quasi-totalité du chrome, soit 99,8 % (nécessaire à l'acier inoxydable pour les roulements à billes et le renforcement des douilles d'obus). Il faut aussi se procurer les ¾ de tungstène, soit 75,9 %, appelé également wolfram, qui est un métal gris utilisé en aéronautique, et plus de la moitié du minerai de fer.
Les principaux producteurs de chrome sont fermés à l'Allemagne[5]. L'Afrique est sous contrôle de l'Angleterre et de la France. La Russie a terriblement besoin de sa production. La Chine, principal producteur de wolfram, est en guerre avec le Japon, depuis 1937. Finalement, la Turquie pour le chrome, l'Espagne pour le manganèse et le Portugal pour le tungstène acceptent de fournir l'Allemagne. Seulement, encore faut-il pouvoir payer !
En effet, en 1939, le président de la Reichsbank[6] avertit le gouvernement que les réserves en devises et en or sont épuisées, et qu'on ne peut continuer à tirer des chèques en blanc sur la relance industrielle et l'industrie des armements. Le régime a poussé l'autarcie jusqu'aux limites du possible. Le « Plan de quatre ans » correspond à une politique de dépenses publiques très importantes en partie absorbée par la création monétaire[7]. Seulement, cette dernière comporte des limites, sous peine de dégénérer en inflation. Autrement dit, la valeur de la monnaie s'érode jusqu'à ruiner son pouvoir d'achat. L'état des finances est alarmant et la politique de fuite en

---

[5] Cf. Henry Charles, in *Seconde Guerre Mondiale*, mai/juin 2002, pp. 36-39.
[6] Cf. Le Bor Adam, *Les banquiers secrets de Hitler*, Le Rocher (éd.), Monaco, 1997, p. 125 (traduit de l'anglais).
Une première sonnette d'alarme est tirée en 1937 par Schacht, alors ministre de l'Economie, qui est démissionné de ce poste au profit d'un nazi convaincu, Walter Funk.
[7] Cf. Picaper Jean-Paul, *Sur la trace…*, op. cit., 1998, pp. 16-18.

avant par création de billets ne peut plus durer. Il n'aurait pu à la longue faire tourner sa machine industrielle sans procéder à des achats sur les marchés extérieurs. De 1933 à 1939, les forces armées du Reich[8] engloutissent 51,9 % de toutes les dépenses publiques. Quand le Dr Hjalmar Schacht[9] donne l'alerte en 1939, en indiquant que les réserves d'or de la Reichsbank sont vides, l'Allemagne est au bord de la faillite. Si rien n'est fait, la politique de dépenses publiques effrénées doit s'arrêter et c'est de plus la cessation de paiement puisqu'il devient impossible de régler les échanges avec l'extérieur. Les Nazis ont donc besoin de récupérer de l'or, puisque le règlement des échanges internationaux entre les nations repose sur l'étalon-or : le pays en déficit commercial doit effacer son solde négatif par une sortie d'or remis aux pays excédentaires en commerce avec lui.
Il n'y a plus d'autre issue que d'ouvrir les hostilités pour aller prendre l'or là où il est. C'est à dire hors d'Allemagne et d'Autriche où l'on a déjà fait main basse sur tous les biens des Juifs. Il ne reste plus qu'à lancer la Wehrmacht à la conquête d'autres pays pour exploiter d'autres gisements de richesses. Les besoins d'or des Nazis sont couverts de trois manières. Ils transfèrent l'or de l'Autriche en 1938, aussitôt l'Anschluss réalisé. En mars 1939, la Wehrmacht entre à Prague et les régions tchèques deviennent le protectorat de Bohême et Moravie : les réserves d'or de la Banque centrale de Prague sont transférées à la Reichsbank[10]. C'est aussi le cas de l'or polonais, luxembourgeois, belge, albanais, norvégien, lituanien et letton. A cet or, il faut ajouter celui récupéré auprès des populations et surtout, celui récupéré auprès des prisonniers dans les camps de concentration. Encore les nazis doivent-ils conserver quelques plaques tournantes en état de fonctionner pour écouler ce bien mal acquis contre des devises, car l'ouverture des hostilités rend le Reichsmark inconvertible. Il l'était déjà depuis janvier 1937 quand la Reichsbank déclare que la vieille règle de la couverture en or de la monnaie a perdu sa validité et que le Reichsmark peut devenir opérationnel[11].

---

[8] Cf. Ziegler Jean, *La Suisse, l'or et les morts*, Le Seuil (éd.), Paris, 1997, p. 57 (traduit de l'allemand).
[9] Cf. Le Bor Adam, *Les banquiers…*, op. cit., 1997, p. 125.
[10] Cf. Commission indépendante d'Experts suisses, *Les transactions sur l'or pendant la Seconde Guerre Mondiale : vue d'ensemble avec statistiques et commentaires*, Conférence de Londres sur l'or nazi, Londres, 24 décembre 1997 (traduit de l'allemand).
[11] Cf. Picaper Jean-Paul, *Sur la trace…*, op. cit., 1998, pp. 16-18.

Si l'on veut absolument se procurer des devises, il faut passer par les pays neutres, transformés en véritables pompes à finances, c'est-à-dire en ateliers susceptibles de fournir contre de l'or des devises avec lesquelles on pourrait acheter sur les marchés mondiaux, des produits indispensables. L'or volé change donc en majeure partie de forme, transmué en billets de banque et en matériel de guerre. Le franc suisse est devenu le moyen de paiement externe du Reich[12]. La mine de Merkers[13] et les autres dépôts ne recèlent plus que les stocks qu'on n'a pas eu le temps d'écouler hors des frontières ou qui sont destinés à consolider les réserves de la Reichsbank et des banques allemandes. Le reste sommeille dans des chambres fortes de pays neutres d'Europe et circule sur d'autres continents après avoir changé de propriétaires. Quels pays ont bien pu servir d'intermédiaires aux nazis pour leur équation triangulaire « or allemand = devises étrangères = produits stratégiques » ?
Le Japon et l'Italie forment avec l'Allemagne, l'Axe et ont leur propre effort de guerre à soutenir. La Suisse, la Suède, l'Espagne, le Portugal, la Roumanie, et la Turquie ne sont pas en conflit avec l'Allemagne, et ne sont pas en guerre. Enfin, très éloignée, mais pas hors de portée des sous-marins allemands, l'Argentine s'avère être un pays ami.
Seulement, la plupart de ces nations n'ont pas un poids économique et financier suffisant pour servir d'auxiliaires efficaces au Troisième Reich. Par la force des choses, ce sont la Suisse[14] surtout, et la Suède subsidiairement, qui doivent entrer dans le jeu de l'Allemagne.

Le président du directoire de la Reichsbank,

Berlin, le 7 janvier 1939
Au Führer et chancelier du Reich,
La Reichsbank a depuis longtemps attiré l'attention sur les dangers résultant pour la monnaie de l'augmentation excessive des dépenses et du crédit à court terme. Au terme de l'année 1938, la situation monétaire et financière est parvenue à un point critique qui nous fait un devoir de solliciter des décisions...
La situation monétaire globale se présente en effet actuellement comme suit :
Vers l'extérieur : la Reichsbank ne dispose plus de réserves d'or ou de devises. Le solde négatif des rentrées par rapport aux sorties augmente fortement. Les sorties n'atteignent plus la valeur des rentrées qui nous sont nécessaires. Les réserves constituées par l'intégration de l'Autriche, les valeurs étrangères et les pièces d'or nationales sont épuisées. Les certificats en devises établis par les services de surveillance ne sont plus du tout couverts aujourd'hui, dans leur grande majorité, par des rentrées assurées de devises et risquent donc de ne plus pouvoir être honorés. Nous perdrions alors du même coup notre dernier crédit à l'étranger pour importer des marchandises.
A l'intérieur : les actifs de la Reichsbank sont presque exclusivement constitués de titres d'Etat (essentiellement des effets Mefo [Metallurgische Forschungsgesellschaft]). La banque d'émission se trouve ainsi complètement bloquée et, au cas où elle se trouverait de nouveau sollicitée par l'économie, elle serait incapable d'accorder les crédits nécessaires. Environ 6 milliards d'effets Mefo se trouvent hors de la Reichsbank et pourraient à chaque instant lui être présentés pour escompte en espèces, ce qui constitue une menace permanente pour la monnaie. [...]
Il ne nous appartient pas de démontrer dans quelle mesure une politique de dépenses effrénées peut se concilier avec les fruits et les réserves de l'économie allemande ni avec les exigences sociales de la population. En revanche, notre responsabilité exige que nous indiquions qu'une nouvelle mise à contribution de la Reichsbank, soit directement, soit par un appel autre au marché financier, n'est pas acceptable.
Le directoire de la Reichsbank, soussigné, est conscient d'avoir, dans sa contribution aux grands objectifs fixés, fait avec joie tout son possible, mais il est aussi conscient que maintenant un arrêt s'impose. Un accroissement de la production de biens ne peut s'obtenir par l'augmentation du nombre de billets. [...]
Le directoire de la Reichsbank : Dr Hjalmar Schacht,
Dreyse, Vocke, Ehrhardt, Pulh, Hülse, Kretschmann, Blessing

Extrait du mémorandum du 7 janvier 1939 adressé à Hitler par le Dr Schacht[15].

---

[12] Cf. Picaper Jean-Paul, *Sur la trace…*, op. cit., 1998, pp. 16-18.
[13] Cachette des trésors pillés par les Nazis découverte après la guerre par les soldats américains.
[14] Cf. Rings Werner, *L'or des nazis. La Suisse, un relai discret*, Payot (éd.), Lausanne, 1985, pp. 25-29 (traduit de l'allemand) ; cf. Marguerat Philippe, « Or allemand – or allié 1940-1945 », in *Revue Suisse d'Histoire*, Schwabe & Co (ed.), vol. 47, n°1, Basel, pp. 520-531.
[15] Cf. Henry Charles, in *Seconde Guerre Mondiale*, mai/juin 2002, pp. 36-39.

Genèse

Les bases fondamentales de cette récupération de l'or dentaire dans la bouche des morts ont été mises en place sous la République de Weimar. Dans le *Zahnärztliche Rundschau* n°39 (1925), une revue dentaire, se trouve un texte du dentiste Dr Albert Werkenthin avec le titre « *Das Gold der Toten* ».

« Dans le second tome de mon livre Système des travaux de couronnes et de bridges dentaires, il y a quelque chose qu'on n'écrit, ne lit et dont on ne parle pas avec plaisir. Cela concerne l'or des morts. (...) Les événements dans le crématoire de Dresde devraient pourtant nous convier à faire arrêt à la porte du mutisme, puisque, comme on voit, il ne règne pas derrière elle de requies aeterna, du moins aussi longtemps que la mort retient encore quelque chose qui ne lui revient pas. Que les lieux d'enterrements américains se soient transformés, au cours du temps, en champs d'or, il en a déjà été question quelque part, il y a 20 ans. D'ailleurs, la question s'envisage sans difficulté. Où restent l'or et le platine contenus dans et sur les dents, dans les plombages, couronnes et bridges quand l'homme meurt, avant qu'il n'ait perdu toutes ses dents ? Il faut prendre toutes les possibilités en compte :

1/ Le métal précieux est enterré avec lui, reste 30 ou 60 ans, ou plus, dans la terre, et, lors de l'exhumation faite pour laisser la place à de nouvelles tombes, il sera peut-être trouvé. Ce ne sont ni les héritiers, ni la communauté qui en profitent, mais l'administration de l'Eglise ou du cimetière qui le prélèvent, quand ce ne sont pas les ouvriers qui l'empochent. Il peut tout aussi bien rester sous terre et être perdu en tant que patrimoine national.

2/ Il n'est pas non plus impossible que cet or soit ponctionné au moment de l'enterrement par des personnes qui n'y ont pas droit. Cela peut être le cas notamment lors de la récupération des cendres suite à une incinération.

3/ Si les héritiers sont d'accord et pour leur profit, le métal précieux peut être prélevé avant l'enterrement ou l'incinération par un spécialiste.

Il serait pensable que l'Etat fasse faire, de manière systématique et dans tous les cas, des examens et des manipulations sous couvert de la loi, réclame le métal pour lui, dédommage les héritiers ou leur suggère d'en faire don à la communauté, la somme n'étant jamais très élevée.

(...) La situation a changé lorsque nous avons commencé à utiliser l'or comme matériau de choix dans les obturations dentaires, qui, certes, pour chaque cas, est dérisoire, mais qui constitue une quantité très importante dans sa globalité et qui va augmenter sans arrêt dans les décennies à venir. Voici un calcul rapide. Dans quelques années, il y aura 10 000 dentistes et environ 20 000 mécaniciens dentaires. En supposant que chacun fasse chaque année les travaux suivants :

240 plombages en or fondu ou cloué à 0,5 g	*120 g*
100 capsules et couronnes à 3 g	*300 g*
36 bridges à 12 g	*432 g*
Total	*852 g*

Et seulement 1/20 reste dans la bouche en cas de mort, donc environ 42 g, donc pour 30 000 personnes, cela représenterait déjà 1 278 kg d'or, qui aurait une valeur de 3,8 millions de marks. Avec le platine, on arriverait à 4 millions de marks par an. C'est une somme qui, même si elle était moins élevée, donne à réfléchir. (...) En tous les cas, une chose est sûre : seul le vivant a le droit à une matière aussi importante que l'or et aucune piété n'autorise les morts à conserver l'or pendant 30 ou 60 ans, période pendant laquelle il ne rapporte aucun intérêt. Juridiquement, le mort ne possède rien, ne peut plus rien posséder, disparaît en tant que personne humaine, son successeur juridique étant son héritier. Ne pourrait-on pas faire en sorte que, lors de l'exhumation, l'or revienne à la communauté ? Est-ce que les héritiers ne doivent pas être tenus de payer en avance des intérêts pour ces 30 ans, s'ils croient ne pas pouvoir, en raison de leur piété, accepter que l'or soit prélevé de suite sur le mort[16] ? »

La critique des affirmations doit être laissée à des contemporains. Herbert Hartkopf écrit, dans le *Zahnärztliche Rundschau*, en réponse : *« C'est une chose particulière que d'écrire une réponse à l'article du collègue Werkenthin. Les questions évoquées dans son essai sont sans aucun doute de nature humaine, mais elles prennent racine dans des questions de nature idéologique, morale, de telle sorte qu'il est très difficile de répondre point par point, argument par argument, objectivement et en toute neutralité. L'article touche au plus sacré. Werkenthin affirme : « Tant que le mort retient quelque chose qui ne lui revient pas de droit. » Pour qui ont été faites les prothèses*

[16] Cf. Schulz Wilhelm, *Zur Organisation und Durchführung der zahnmedizinischen Versorgung durch die Waffen-SS in den Konzentrationslagern während der Zeit des Nationalsozialismus*, Bonn, 1989, Dissertation, pp. 114-116.

auxquelles le mort n'a pas droit ? S'agit-il de cosmétique conçu pour une certaine période ou bien étaient-elles destinées à rétablir une mastication physiologiquement normale du vivant de la personne ? Il est indiscutable, d'un point de vue humain et scientifique, que les cimetières américains sont des champs d'or où l'or perdure bien après la décomposition des corps. Je ne sais pas si les statistiques données par mon confrère sont exactes, mais il me semble qu'on ne peut résoudre cette question avec des statistiques et que cela dépend uniquement de la manière dont on considère les morts qu'on enterre.[17] » Pour Hartkopf, il est essentiel d'avoir de la considération pour les morts[18]. Pour lui toujours, si on a des scrupules à se servir de l'or prélevé sur des parents ou des amis, ceux-ci sont nettement moins importants, voire inexistants, si les morts sont des inconnus. Le dentiste Dr Koennecke a une position un peu moins défavorable que Hartkopf : *« J'émets quelques réserves quant à l'article intitulé « L'or des morts », du reste très intéressant. D'abord, il me semble que la moyenne indiquée pour chaque dentiste est beaucoup trop haute, du moins en ce qui concerne notre situation en Rhénanie. (...) Mais, même en considérant cette démonstration comme juste, il serait presque impossible de récupérer vraiment l'or des morts pour la communauté. Si la liberté était laissée aux parents du mort de signaler la présence d'or dentaire, on peut être sûr que, dans 99 % des cas, cette signalisation ne serait pas faite. Si cela était confié au personnel aidant, à ceux qui nettoient les corps, etc., il faudrait qu'une autorité supérieure assure un contrôle et prenne en charge le prélèvement de l'or. Cela causera d'abord beaucoup d'émotions dans les familles concernées, voire de scandales, mais les coûts croissants de l'opération en limiteront l'intérêt, car je doute que le partisan enthousiaste de cette idée le fasse bénévolement. »*

Le dentiste Karl Bluff est en total désaccord avec Werkenthin[19]. Le prélèvement de l'or serait effectué pour lui de manière indigne. Bluff pense aussi qu'il est inhumain de ne pas avoir de respect pour la mort[20]. *« L'homme, qui meurt après de longs combats, n'est plus, une fois mort, qu'un objet qui doit être épargné d'attaques de toutes sortes, en particulier pour quelques grammes d'or. Sans parler de la manière*

[17] Cf. Schulz Wilhelm, *Zur Organisation* ..., op. cit., 1989, pp. 114-116.
[18] Cf. Schulz Wilhelm, *Zur Organisation* ..., op. cit., 1989, pp. 116-118.
[19] Cf. Schulz Wilhelm, *Zur Organisation* ..., op. cit., 1989, p. 118.
[20] Cf. Schulz Wilhelm, *Zur Organisation* ..., op. cit., 1989, p. 118.

dont serait prélevé cet or. Reste à savoir si beaucoup de confrères seraient capables de faire ce travail « sympathique ». Pour ma part, un dentiste, qui est aussi un médecin de la bouche, est appelé à soigner des malades et non à être un chercheur d'or chez les morts. (...) N'oublions pas que nous sommes des hommes et que, dans cette triste époque, nous voulons préserver notre culture et, dans ce cas, nos rites funéraires. »
Le dentiste Hermann Pauson a une position quant à lui, tout à fait favorable à l'article de Werkenthin[21]. *« L'article du collègue Werkenthin (...) me rappelle que je m'étais adressé, en 1923, à un grand quotidien berlinois sur cette question. On m'a répondu qu'on ne souhaitait pas en parler, au risque d'être critiqué avec force véhémence. Qui, aujourd'hui, est amené à débattre de ces affaires ? Il faut espérer que nos représentants prennent position sur le sujet et fassent une démarche en ce sens auprès du gouvernement. D'après moi, la masse d'or que l'économie perd tous les ans est beaucoup plus importante que ce que mon confrère a pu estimer. »*
Cette problématique a donné lieu à des débats intensifs. Le défenseur le plus acharné de l'idée qu'on ne peut ni ne doit laisser l'or dentaire disparaître dans les tombes avec les morts, reste Werkenthin qui revient sur le problème dans un article fin 1925, toujours dans le *Zahnärztliche Rundschau*[22]. *« Qu'on réfléchisse au fait que si l'on parvenait vraiment pendant 30 années consécutives à récupérer les 4 à 5 millions perdus, ce seraient 150 millions en or qui pourraient servir ensuite aux gens malades des dents. Et chaque regard dans la bouche de nos patients suffit à nous montrer que nous pourrions utiliser et avoir besoin d'infiniment plus d'or pour refaire leurs mâchoires. Ceci est particulièrement le cas chez ceux qui ont le moins de moyens et qui doivent continuer à se contenter des plus misérables soins de fortune à base de caoutchouc, de silicate et d'amalgame. (...) Pourtant, je suis convaincu que personne n'objecterait quelque chose, que personne ne considérerait comme sans importance de gaspiller 4 à 5 millions, que personne ne verrait l'or des couronnes artificielles comme un élément inséparable du cadavre, comme un élément ayant travaillé auparavant qui est enlevé par les laveurs de corps, les parents ou le mourant qui n'en a plus besoin. Personne n'y trouve alors à redire. En tous cas, pas plus que d'enlever une bague ou de se raser. Ce qui effraie, c'est qu'il faut pour cela l'enlever par le biais*

[21] Cf. Schulz Wilhelm, *Zur Organisation* ..., op. cit. 1989, p. 119.
[22] Cf. Schulz Wilhelm, *Zur Organisation* ..., op. cit. 1989, p. 119.

d'une opération à laquelle peu de confrères, semble-t-il, selon mon confrère Bluff, veulent se prêter. La violence apparente de ces extractions semble incompatible avec la piété de rigueur entourant la mort qui est contraire aux besoins matériels qui légitiment l'acte. A quoi ressemblent une autopsie, une dissection ? Comment est-il possible que des médecins fassent ce travail pas très « sympathique », que des médecins cherchent dans les noyés les plus repoussants, que des chimistes extraient des poisons des parties du corps les plus difficiles d'accès, considérant cela comme un acte qui leur est propre, loin de soigner ou de guérir des malades bien vivants ? (...) Si je me réfère à une phrase du confrère Pfaff : « Dans tous les cas, la meilleure manière de récupérer l'or et le platine serait de brûler les corps. Ainsi, on pourrait les prendre dans les cendres restantes, sans craindre alors de heurter la sensibilité des gens. En incinérant ainsi les corps, aucun reproche ne peut être formulé. Par contre, ce n'est pas le cas lors de l'enterrement des corps où les choses sont beaucoup plus difficiles. Légalement, aucune ponction n'est réalisée tant que le corps est encore sur terre. Ce serait un vrai manque de piété qu'un dentiste en pratique les avulsions. Mais, il me semble nécessaire de répertorier les dents en or, leur nombre et position, sur les registres de décès et les certificats de décès. Je pense que le médecin remplissant le certificat devrait être formé à cette tâche. De même, le dentiste familial devrait-il contraint de fournir, à cet effet, tous les renseignements requis. En outre, je suis convaincu que chaque homme qui se fait poser une couronne en or devrait recevoir une carte sur laquelle figurerait, en latin dirons-nous, le décompte précis de ses prothèses. (...) Il est indéniable que quelque chose doit être fait dans ce domaine. Il est urgent d'intervenir sous peine de perdre des quantités d'or monumentales qui pourraient servir aux bonnes œuvres du pays. Enfin, je suis persuadé que la piété véritable n'attache pas tant d'importance à un cadavre[23]... »

Ainsi, pour Werkenthin, il devrait y avoir une marque sur les certificats de décès, indiquant la présence et la quantité de métaux précieux[24]. Il propose même d'établir une carte dans ce sens qui resterait la propriété de la personne concernée. L'or ne doit pas être sauvé pour le bien du peuple, car les voleurs en font aussi partie, mais pour de bonnes œuvres, sans préciser ce qu'il entend par là. Les

[23] Cf. Schulz Wilhelm, *Zur Organisation ...*, op. cit., 1989, pp. 119-121.

[24] Cf. Schulz Wilhelm, *Zur Organisation...*, op. cit., 1989, p. 121.

publications citées suffisent à mettre en évidence une certaine préparation idéologique des dentistes.

En 1940, une étude est publiée qui sera fondamentale et précurseur en la matière. Le dentiste Viktor Scholz soutient sa thèse de doctorat à l'Institut dentaire de Breslau[25]. Son directeur de thèse est le professeur Euler. Son travail reçoit les félicitations de la Faculté de médecine de l'Université silésienne Friedrich-Wilhelm de Breslau. La thèse est intitulée *Sur les possibilités de l'utilisation de l'or de la bouche des morts*. Dans ce travail, Scholz désigne l'exploitation de l'or venant des dentiers et des couronnes en or des personnes décédées comme étant urgente et indispensable pour l'économie du Troisième Reich. Pour qualifier cette pratique, il dit : *« Ce n'est pas une fin, mais en cette occasion plutôt un début. »*

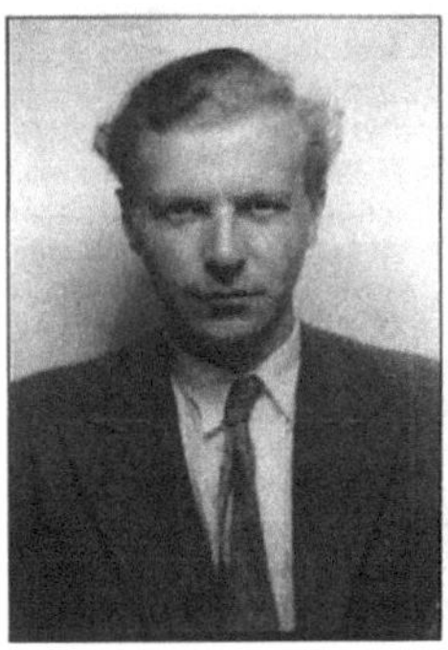

Viktor Scholz.

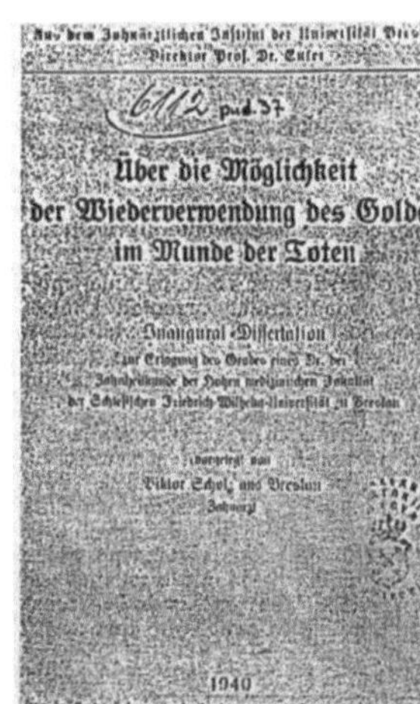

Über die Möglichkeit
der Wiederverwendung des Goldes
im Munde der Toten

1940

Couverture de la thèse de Viktor Scholz.

[25] Cf. Panstwowe Muzeum Auschwitz-Birkenau, Oswiecim, Pologne, 2003.

Les SS se rappelleront ce travail et en appliqueront tous les préceptes préconisés à la lettre : décrets légalisant l'acte, certificats de récupération de l'or dentaire, quittances individuelles, mensuelles, etc. D'ailleurs, le *Reichsführer SS* Heinrich Himmler[26] ordonne le 23 septembre 1940, aux médecins SS, la récupération des dents en or sur les cadavres et celles sur les vivants « *qui ne peuvent être réparées.* » Ce premier décret promulgué dans le cadre de l'Opération T4 d'euthanasie des aliénés mentaux et handicapés physiques n'a pas été appliqué systématiquement, bien que cette loi ait pu servir à en financer le fonctionnement, l'or étant déjà récupéré à l'issue du gazage des handicapés. Par la suite, Himmler décrète une seconde fois, la récupération systématique des dents en or dans la bouche des détenus des camps de concentration, le 23 décembre 1942. Cette mesure fait suite à la mise en œuvre de la *Solution Finale*. Les dentistes SS seront tenus de suivre une formation continue pour que cette loi soit fidèlement respectée. Le manque aigu de devises pour l'achat de matières premières a imposé son application.

[26] Cf. Riaud Xavier, *La pratique dentaire dans les camps du IIIème Reich*, L'Harmattan (éd.), Collection Allemagne d'hier et d'aujourd'hui, Paris, 2002, p. 235.

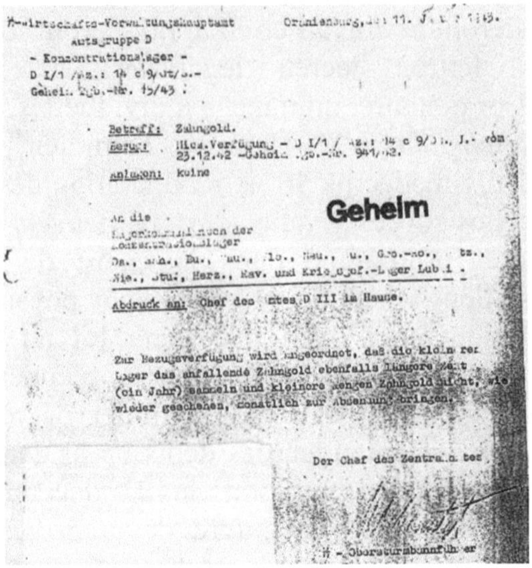
Betreff: Zahngold.

Anlagen: keine

Geheim

Abdruck an: Chef des Amtes D III im Hause.

Der Chef des Zentralamtes

SS-Obersturmbannführer

Office central des affaires administratives et économiques Oranienburg, le 11 janvier 1943
Groupe de services D
Camp de concentration DI/1 14 c 9/Dt/S
Journal secret n°15/43 Objet : or dentaire
En référence à : décret local DI/1 14 c 9/Ot J.
du 23.12.1942 Journal secret n° 941/42
Document joint : aucun **SECRET**

Aux commandants des camps de concentration de Dachau, Sachsenhausen, Buchenwald, Mauthausen, Flossenbürg, Neuengamme, Auschwitz, Gross-Rosen, Natzweiler, Niederhagen, Stutthof, Herzungen, Ravensbrück et du camp de prisonniers de guerre de Lublin

Reproduction envoyée au chef de l'office DIII dans ce camp de concentration

En complément à ce décret, il est ordonné que les petits camps collectent l'or provenant des dents en or pendant un temps plus long (une année) et qu'ils n'envoient plus mensuellement, comme cela s'est encore passé, de petites quantités d'or.

Le chef de l'Office central
SS-Obersturmbannführer Liebehenschel[27].

[27] Cf. Staatsarchiv Nürnberg, Nürnberg, Allemagne, 1999, NO-1521.
Liebehenschel, commandant à Auschwitz, sera exécuté après la guerre pour crimes de guerre et son rôle dans l'extermination des juifs.

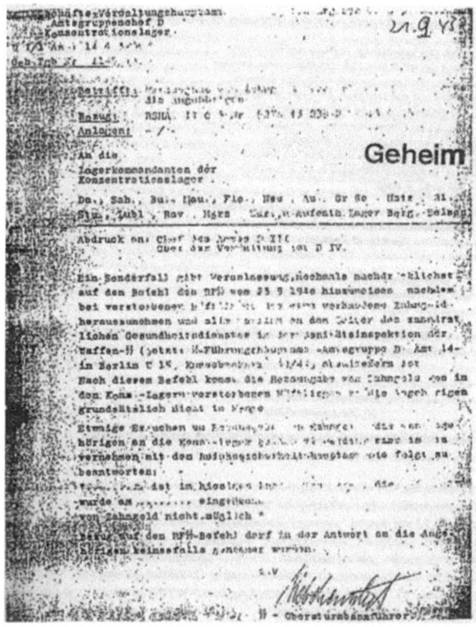

Geheim

SS-WVHA 21/09/1943
Chef du groupe de services D
Camp de concentration
Objet : restitution de l'or dentaire provenant des détenus morts aux familles concernées
Référence : RSHA II C 3 No. 5276/43-239-2 du 13 septembre 1943
Annexes : /
Aux commandants des camps de concentration de Dachau, Sachsenhausen, Buchenwald, Mauthausen, Flossenbürg, Neuengamme, Auschwitz, Gross-Rosen, Natzweiler, Riga, Stutthof, Lublin, Ravensbrück, Herzungen, ? et le camp de Bergen-Belsen
Copies au chef du service DIII et au chef de l'administration au DIV
Un cas spécial nous fournit matière pour attirer une fois encore expressément votre attention sur la directive du Reichsführer du 23.09.1940, selon laquelle l'or dentaire présent sur les détenus morts doit être prélevé et remis chaque mois au chef du service dentaire de la santé à l'inspection sanitaire de la Waffen-SS (maintenant SS-FHA – Groupes de services D service 14 – à Berlin W 15, Knesebeckstraβe 43/44)
D'après cette directive, il n'est pas question de remettre l'or prélevé dans les camps de concentration aux familles des détenus morts. A d'éventuelles requêtes pour la remise de l'or dentaire faites par les familles à l'égard des camps de concentration, il faut, en accord avec le service général de la sécurité du Reich, répondre comme suit :
« .... est mort dans ce camp, le corps a été incinéré le ...., ce qui rend la restitution de l'or dentaire impossible. »

Pour Liebehenschel[28], SS-Obersturmbannführer.

[28] Cf. Staatsarchiv Nürnberg, 1999, NO-1255.

Récupération camp par camp (de concentration)

- Dachau

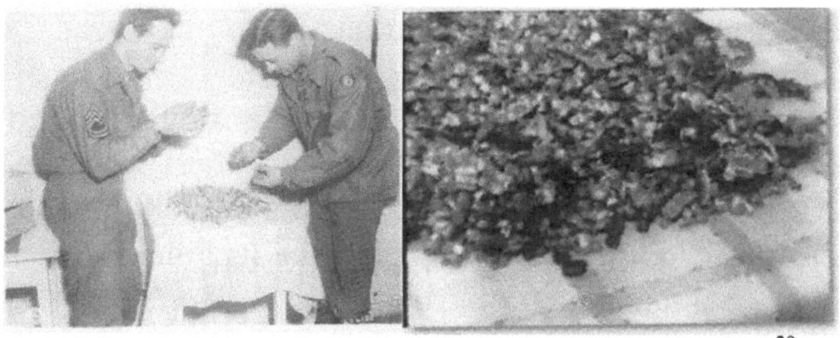

Le sergent Claude L. Campellone (à gauche) et le technicien Charles Henry[29] regardent l'or dentaire qui a été trouvé à Dachau. La photo a été prise par Allan Smith, le 6 mai 1945.

En mars et avril 1944, 145,15 g d'or dentaires sont prélevés à Dachau[30].

"Das Gold ging, soviel ich weiß, in die Knesebeckstraße. Zu mir im Amt D III wurde nur die Menge gemeldet. Davon, daß Häftlinge bei ihrer Einlieferung auf Goldzähne hin untersucht worden sein sollen, ist mir nichts bekannt. Ich weiß, daß inder Zeit, als ich in Dachau in der Zahnstation war, dieser Befehl kam, das Gold bei Toten rauszunehmen. Das hab ich nicht gemacht, das haben die beiden Techniker gemacht. Da sind beispielsweise einmal 3 g Zahngold angefallen, einandermal eine ähnliche Menge usw., also ganz wenig. Die Häftlinge hatten keine Einwände gegen das Herausnehmen von Gold vorgebracht, die haben gemacht, was sie gesagt bekamen.[298]

"Die Techniker, die den Häfllingen das Gold aus dem Mund entfernen mußten, hatten extra Zangen, richtige Extraktionszangen, das hatte ich angeordnet."[301]

Le dentiste SS Paul Reutter[31] à propos du prélèvement de l'or dentaire sur les cadavres des détenus et de son stockage :

„Autant que je sache,l'or était envoyé à la Knesebeckstraße. J'étais au service D III, et on ne faisait que me prévenir de la quantité. Je ne sais rien sur le fait que l'on examinait les détenus lors de leur arrivée pour voir s'ils avaient des dents en or. Je sais que à l'époque où je travaillais à la station dentaire de Dachau, il arriva l'ordre de prélever l'or sur les morts. Ce n'est pas moi qui l'ai fait mais les deux mécaniciens. Par exemple, une fois ils ont ramassé 3 grammes d'or dentaire, une autre fois, pareil, donc des masses minimes. Les détenus n'ont pas fait d'objections contre le prélèvement de l'or, ils ont fait ce qu'on leur disait de faire."

Le Dr. Reutter à propos de la pratique du prélèvement de l'or dentaire sur les cadavres de détenus.

„Les mécaniciens, qui devaient prélever l'or des bouches des détenus, avaient des pinces spéciales, de vrais pinces à extraction; je l'avai ordonné."

---

[29] Cf. US Holocaust Memorial Museum, Washington D. C., USA, 2002, domaine public, photo 16.510.

[30] Cf. Strzelecki Andrzej, « Die Verwertung der Leichen », in *Hefte von Auschwitz*, Verlag Staatsliches Auschwitz-Muzeum, Oswiecim, 2000, pp. 138-139.

[31] Cf. Schulz Wilhelm, *Zur Organisation* ..., op. cit., 1989, pp. 137-138.

Dès l'entrée au camp, on retire aux nouveaux arrivants tout ce qu'ils ont apporté, cela pour prévenir les épidémies. Ils sont alors conduits aux douches et reçoivent ensuite des vêtements désinfectés. On établit pour chacun d'eux une fiche médicale où sont inscrits le poids, la taille, les antécédents, le résultat des examens cliniques, radioscopiques et dentaires.
Arrivé à Dachau, 2 secrétaires zélés de la Registratur du Revier enregistrent toutes les précisions sur une petite fiche remplie avant par le Pfleger. Le nombre de dents en or y est notamment inventorié[32].
Sur la vaste place d'appel, il y a des tables installées et derrière, des secrétaires allemands ou polonais, déportés. Jean Berthélémy parle allemand et doit poser les questions traditionnelles aux arrivants : nom, prénom, date et lieu de naissance, marié, célibataire, profession, religion, adresse et l'essentiel, le nombre de dents en or,...
A la Registratur du Revier, située entre la morgue et le cabinet dentaire, les détenus s'occupent de la partie administrative du Revier[33]. Une admission, un décès, les besoins en matériel, en médicaments, un changement de personnel soignant, un ordre venant de la Kommandantur (direction du camp), et les Revierschreiber notent, organisent, recherchent ... En particulier, dans leur grand fichier, ils notent les porteurs de lunettes cerclées d'or, ainsi que les porteurs de couronnes dentaires en or (nombre et position de ces prothèses) afin de les récupérer, une fois le détenu décédé.
M. Suire se rappelle que : *« Le 22 avril 1945, le Docteur Ginot est venu me voir et me demander si je ne voulais pas envoyer un mot, une lettre chez moi. Il insistait beaucoup, ce qui m'a surpris, car à l'époque, nous connaissions la débâcle militaire. Le 29, le camp est libéré. Vers le soir, Ginot vient me voir et me dit : « Si je suis venu te voir l'autre jour, c'est que tu étais sur la liste de ceux qui devaient être exécutés le 23. » Dentiste, il avait reçu la liste pour enlever les dents en or des exécutés, et j'en avais deux... »*
Dans les baraquements n° 1 et 7, un lit était placé dans les toilettes pour les mourants, les cas très sérieux, ou ceux qui avaient souillé leur lit. Très souvent, ils étaient amenés ici, parce qu'ils avaient des dents en or ou en argent. S'ils ne mouraient pas assez vite, le chef des

---

32 Cf. Bernadac Christian, *Le train de la mort*, France-Empire (éd.), Paris, 1970, pp. 318, 321.
33 Cf. Bureth Louis-Marie, *Le Revier du camp de concentration de Dachau*, Thèse Doct. Méd. 1989, pp. 74 -76.

baraquements (Oberpfleger), un Allemand, Max Kolb, un asocial, lui faisait une injection intraveineuse d'essence.

Lucien Dupont[34] a vu que : *« les numéros des détenus étaient inscrits sur la poitrine des cadavres avec un crayon à encre, afin de différencier les prisonniers avec des dents en or des autres n'en ayant pas. Au début, on les inscrivait sur une étiquette placée sur le gros orteil, mais, ensuite, il n'y eut plus de papier ni de ficelle. Puis, les dents en or sont arrachées. Pendant ce temps, un tzigane joue du violon. »*

De plus, d'après M. Schillio[35], *« certains déportés protégés appelés « prominents », sont très fiers de montrer leurs dents en or. N'étant pas entrés avec elles au camp, il est probable qu'elles ont été posées à la zahnstation, sans qu'aucune preuve ne vienne soutenir cette affirmation. »*

Au lendemain de la libération du camp de Dachau[36], sur le conseil de l'archevêque de Munich, un calice fut coulé, un calice unique. Le prêtre fondeur a utilisé l'or découvert dans les « canadas », l'or des disparus du crématoire : alliance, bijoux, montures de lunettes, mais, aussi, les dents « récupérées » à la morgue…

[34] Cf. Vittori Jean-Pierre & Michine Irène, *Le grand livre des témoins*, Les Editions de l'Atelier/FNDIRP (éd.), Paris, 2005, p. 241.

[35] Cf. Bureth Louis-Marie, *Le Revier…*, op. cit., 1989, pp. 74-76.

[36] Cf. Bernadac Christian, *Les Sorciers du ciel*, France-Empire (éd.), Paris, 1969, pp. 365-366.

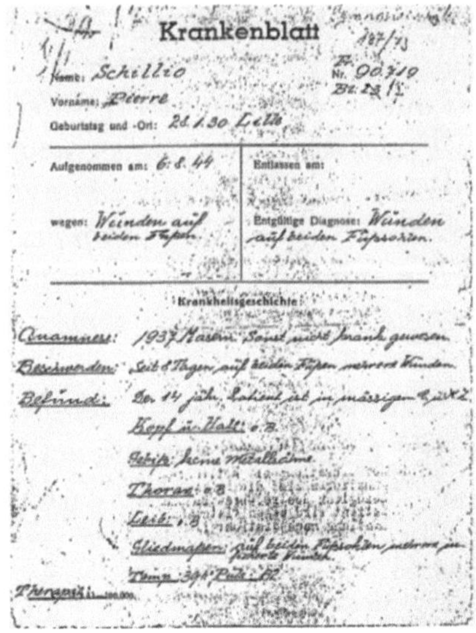

Krankenblatt

Name: Schillio

Vorname: Pierre

Geburtstag und -Ort: 28.1.30 Lille

Aufgenommen am: 6.8.44

Entlassen am:

wegen: Wunden auf beiden Füßen

Endgültige Diagnose: Wunden auf beiden Fußsohlen

Krankheitsgeschichte

Therapie:

Fiche médicale[37]
Nom : Schillio — Fr (Français)
Prénom : Pierre — Nr 90719
Date et lieu de naissance : 28.01.30, Lille
Admis le 6.08.44 — sorti le :
Cause : blessure aux pieds — diagnostic final : blessure aux deux plantes de pied
Historique de la maladie
Anamnèse : rougeole en 1937, sinon aucune maladie
Maux : depuis 8 jours, plusieurs blessures aux 2 pieds
Résultat : le patient âgé de 14 ans est dans un état de santé moyen
Tête et cou : aucune anomalie
Mâchoire : pas de dents métalliques
Thorax : aucune anomalie
Ventre : aucune anomalie
Membres : plusieurs blessures infectées sur les plantes des pieds
Température : 39,4°
Pouls : 82
Thérapie :

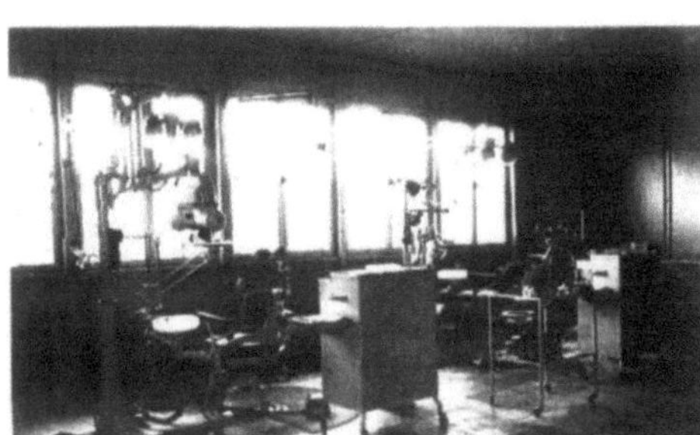

Photo du cabinet dentaire de Dachau[38], prise le 20 janvier 1941.

[37] Cf. KZ-Gedenkstätte Dachau, 2002.

- Mauthausen

M. L'Hermite[39] demeure les 5 derniers mois à Mauthausen : *« Tous les jours, les morts du revier sont entassés dehors. Un déporté ouvre la bouche des cadavres et arrache les dents en or avec une tenaille avant de les emmener au crématoire. »*

Dans le jugement du procès du SS-Hauptscharführer Martin Roth[40] qui assurait l'administration du crématorium, on retrouve le processus de gazage de Mauthausen : *« Les victimes, depuis la cour du bunker, avaient été conduites, via l'entrée dite des victimes, dans le vestiaire où elles devaient se déshabiller. Puis, elles pénétraient dans la pièce voisine où se trouvaient plusieurs gradés SS, revêtus de blouse blanche, pour ainsi faire croire aux détenus qu'ils étaient des médecins. Ceux-ci mettaient une spatule de bois dans la bouche des victimes pour voir s'ils avaient des dents en or. Si c'était le cas, le détenu était marqué d'une croix de couleur sur la poitrine ou sur le dos. On leur demandait d'enlever et de laisser les prothèses dentaires. Puis, les victimes étaient menées à la chambre à gaz. Une fois morts, les cadavres étaient amenés au four crématoire. Avant la crémation (...), on coupait les longues chevelures des victimes féminines, et des dentistes SS extrayaient les dents en or des victimes marquées d'une croix. Le témoin Tiefenbacher, qui appartenait au kommando des porteurs de cadavres, a dû, lui aussi exécuter plusieurs fois ce travail. Roth portait les dents en or dans de petits sacs à un bureau du camp désigné à cet effet.*

Au début des gazages, il avait été donné l'ordre au témoin Kauduth de porter aux SS qui attendaient dans la pièce située après le vestiaire - parmi lesquels se trouvaient très probablement le Dr Krebsbach, et le pharmacien du camp Wasicky - deux blouses de médecin et des abaisse-langues, probablement dans le cas du gazage du 24 octobre 1942 de 261 Tchèques. »

---

[38] Cf. KZ Gedenkstätte Dachau, photo F 581, 2002, public domain.
Les photos du cabinet dentaire de Dachau sont tirées d'un album de photos de l'installation médicale de Dachau, appartenant à Anton Mussert, responsable du parti nazi hollandais. Le 20 janvier 1941, il est en visite d'inspection au camp de concentration de Dachau avec le Reichsführer SS Heinrich Himmler. Les photos sont prises durant cette visite.

[39] Cf. L'Hermite, communication personnelle, 1995.

[40] Cf. Choumoff Pierre-Serge, *Les assassinats par gaz à Mauthausen et Gusen*, Amicale des déportés et familles de disparus du camp de concentration de Mauthausen, Paris, 1993.

En mars et avril 1944, au camp de Mauthausen[41], ont été récupérés 444,74 grammes d'or jaune et d'or blanc.
Concernant Mauthausen[42], on peut lire :

"Nach den gültigen Bestimmungen der SS wurden die Goldzähne den Häftlingen nach dem Tode im Krematorium herausgerissen, der Zahnstation abgeführt, welche sie weiter nach Berlin sandte. In den Jahren 1941 bis zum 1.3.1945 hat die Zahnstation auf diese Weise etwa 25 kg Gold abgeführt (...). Es gab auch Fälle (...), daß auf den Blocks Häftlinge wegen der Goldzähne erschlagen wurden. Die Goldzähne wurden ihnen herausgerissen und damit der Goldschwarzhandel getrieben, besonders zum Zwecke der Herbeischaffung von Alkohol, Rauschgifte für die Prostituierten im Bordell, oder zwecks Thesaurierung im Falle der Flucht oder der Entlassung. Mit Rücksicht auf die strengen Kontrollen, welche die SS - Organe in solchen Fällen durchführten, weil dadurch in ihre eigene "Interessensphäre" eingegriffen wurde, endete eine Reihe solcher Verbrechen mit dem Tode der Verbrecher."[191]

« D'après les règles en vigueur de la SS, on arrachait dans le crématorium les dents en or des détenus morts ; celles-ci étaient emmenées à la station dentaire qui les envoyait ensuite à Berlin. De 1941 jusqu'au 1er mars 1945 la station dentaire a livré de cette manière environ 25 kg d'or. (...) Il pouvait arriver (...) que des détenus soient tués dans les blocs parce qu'ils avaient des dents en or. On les leur arrachait et c'est ainsi que se pratiquait un marché noir de l'or, particulièrement afin de se procurer de l'alcool, de drogues pour les prostituées du bordel ou pour la thésaurisation en cas de fuite ou de libération. En égard aux contrôles sévères que les organes SS faisaient dans de tels cas, une série de tels crimes, parce qu'ils empiétaient sur la sphère d'intérêts de la SS, étaient punis par la mort du criminel. »

René Gille[43] arrive à Mauthausen : *« A l'entrée, se tiennent deux personnages en blouse blanche immaculée : l'un debout, le dentiste, examine rapidement la denture de chacun... »*
Michel de Bouard se souvient : *« Quand un détenu entrait au camp, on indiquait sur sa fiche le nombre de couronnes en or qu'il avait sur les dents. S'il mourait, l'or était récupéré. Un Vert (droit commun) était chargé de cette besogne : un pied posé sur la tête du mort, il arrachait la couronne à l'aide d'une paire de pinces à long manche. L'or était remis aux SS, qui en prélevaient une part et livraient le reste au grand Reich. Mais, les Verts profitaient, eux aussi, de l'opération : le préposé à l'extraction « oubliait » quelques couronnes et le kapo du crématoire, quand les cadavres lui arrivaient, procédait à l'ultime récupération. A la fin de 1944, nous apprîmes que ce kapo avait été arrêté et pendu ; on avait trouvé, dans une cachette aménagée par lui, une centaine de kilos d'or. »*

---

[41] Cf. Strzelecki Andrzej, 2000, pp. 138-139.
[42] Cf. Schulz Wilhelm, *Zur Organisation...*, op. cit., 1989, p. 67.
[43] Cf. Bernadac Christian, *Les 186 marches*, France-Empire (éd.), Paris, 1974, pp. 60, 216, 220, 274.

Hans Kanthak se rappelle : « *Le président d'un Etat baltique se trouva un jour parmi les arrivants. Toutes ses dents de devant étaient en or ou portaient des couronnes en or. Pour ce fait uniquement, on lui donna un coup sur la bouche, les dents tombèrent ou il les cracha. Cette circonstance lui sauva la vie, car, dès lors, il ne valait plus la peine qu'on le frappe comme souvent cela se faisait immédiatement à l'arrivée. Il s'appelait Simones.* »
Hans Kanthak se rappelle encore que : « *Dans un autre cas particulier, la station dentaire « sauta ». Les détenus de la station dentaire, qui ne travaillaient pas le dimanche, s'étaient rendus au camp à leur lieu de travail pour y faire la cuisine. Ils ne cuisinaient pas, comme dans les autres kommandos de travail, sur des feux de bois, mais possédaient plusieurs réchauds électriques et un foyer électrique. Pour des raisons que l'on ne connaît pas, le SS Stabscharführer Struller vint le dimanche matin à la section dentaire pour procéder à un contrôle. Il trouva un rôti de veau dans le fourneau, trois sortes de pudding comme dessert. En outre, il y avait cinquante chemises en soie, des pyjamas et autres objets. Il y avait également des billets de banque étrangers, de la monnaie étrangère, des dollars américains, un lingot d'or pesant plus d'un kilo. Les cadavres de tous les détenus furent examinés au crématoire afin d'y trouver des dents en or. L'or fut soi-disant « encaissé » officiellement. Mais, il n'y eut pas de contrôle à ce sujet, de sorte que pratiquement, une grande partie de l'or passa dans d'autres mains. On « encaissa » en un mois, environ deux kilos d'or.* »

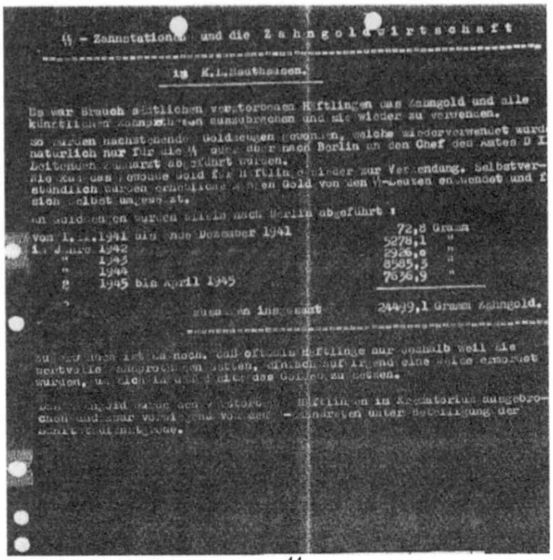

SS - Zahnstation und die Zahngoldwirtschaft

im K.L.Mauthausen.

Es war Brauch sämtlichen verstorbenen Häftlingen das Zahngold und alle künstlichen Zahnprothesen auszubrechen und sie wieder zu verwenden.

So wurden nachstehende Goldmengen gewonnen, welche wiederverwendet wurden natürlich nur für die SS oder aber nach Berlin an den Chef des Amtes D [illegible] Leitenden Zahnarzt abgeführt wurden.

[illegible] Gold für Häftlinge wieder zur Verwendung. Selbstverständlich wurden [illegible] Gold von den SS-Leuten entwendet und für sich selbst umgesetzt.

[illegible] Goldmengen wurden allein nach Berlin abgeführt :

vom 1.11.1941 bis Ende Dezember 1941	72,8 Gramm
im Jahre 1942	5278,1 "
" 1943	2926,0 "
" 1944	8585,3 "
" 1945 bis April 1945	7636,9 "
zusammen insgesamt	24499,1 Gramm Zahngold.

[illegible] daß oft [illegible] Häftlinge nur deshalb weil sie wertvolle Zahnprothesen hatten, einfach auf irgend eine Weise ermordet wurden, um sich in [illegible] des Goldes zu setzen.

Das Zahngold wurde den verstorbenen Häftlingen im Krematorium ausgebrochen und zwar [illegible] von den SS-Zahnärzten unter Beteiligung der [illegible].

Station dentaire SS et économie de l’or dentaire[44]
Au camp de concentration de Mauthausen
Il était coutume de prélever l’ensemble de l’or dentaire et toutes les prothèses dentaires artificielles sur les détenus morts et de les réutiliser. Ainsi furent gagnées les masses d’or suivantes, qui furent réutilisées, bien entendu, uniquement pour les SS ou qui furent transmises à Berlin au chef de l’office DIII, au dentiste dirigeant.
A aucun moment l’or récupéré ne fut réutilisé pour les détenus. Bien sûr de grosses masses d’or furent utilisées par les SS et adaptées pour eux-mêmes.
Les masses d’or suivantes seules furent transmises à Berlin :

Du 1.11.1941 à fin décembre 1941		72,8 grammes
Année 1942		5 278,1 grammes
Année 1943		2 926,0 grammes
Année 1944		8 585,3 grammes
Année 1945 jusqu’à avril 1945		7 636,9 grammes
	Total	24 499,1 gr. d’or dentaire

Il faut signaler que, souvent, des détenus étaient assassinés d’une manière ou d’une autre pour la simple raison qu’ils avaient des prothèses dentaires de valeur, afin de prendre possession de l’or. L’or dentaire était arraché (de la bouche) des détenus morts au crématoire, par l’un des dentistes SS, avec la participation de la garde du service sanitaire.

[44] Cf. Internationaler Suchdienst, ISD-Sachdokumenten-Ordner Mauthausen 6, seite 41, 1999.
Document écrit par deux détenus rescapés de Mauthausen.

Kommando : Gusen
L'histoire comptée ci-après est celle de celui que les détenus ont surnommée le « Géant de Gusen ».
Après la découverte d'un site archéologique à Gusen, kommando de Mauthausen, le Père Jean Gruber[45] est nommé Kapo du musée de Gusen mis en chantier par Himmler qui, deux à trois mois plus tard, le nomme inspecteur général des musées des camps de concentration autrichiens. De ce fait, il est autorisé à quitter Gusen, une fois par mois, pour deux jours. Chez ses contacts à Vienne, il emprunte de l'argent. Avec celui-ci, il organise un fantastique trafic. L'organisation débute avec un simple trafic de cigarettes, denrées ô combien rares et précieuses. Au printemps 1943, le Père Gruber ne s'occupe régulièrement que d'une dizaine de détenus. Il échange les cigarettes contre de la nourriture qu'il redistribue. Bientôt, au début 1944, ils sont 60.
L'organisation Gruber s'étend encore. Elle atteint la morgue, le crématoire où le Père achète des dents en or qui se transforment en lingots à Vienne, les lingots en billets, les billets en bouteillons de soupe. Les cuisiniers lui livrent chaque soir, cinquante litres de soupe, parfois soixante-quinze.
Le 4 avril 1944, le Père Gruber est arrêté. A la même heure, son ami, l'avocat est abattu dans son appartement de Vienne par la Gestapo et tous les membres du réseau sont capturés. Le Père Gruber est torturé pendant 3 jours. Le vendredi 7 avril, à 3 heures, il est « suicidé » par le commandant Seidler qui l'étrangle, en masquant son crime en suicide. A l'annonce de sa mort, une minute de silence est décidée. Beaucoup des détenus ont pleuré ce jour-là.
Plus tard, l'administration SS parle de dents en or détournées, de devises étrangères véhiculées dans les doublures des vêtements.

Kommando : Schlier-Redl-Zipf
Le Dr Paul Le Caër[46] se rappelle : *« Un certain matin, le SS germano-roumain me demande de récupérer et de lui remettre les dents en or trouvées dans la bouche des cadavres et cela, le plus tôt possible. Le nombre en était assez faible. Une semaine plus tard, le SS me réclame cet or que je lui ai déjà donné. J'ai été très désagréablement surpris, lui, était en colère. La situation s'est révélée extrêmement délicate. Le*

[45] Cf. Bernadac Christian, *Les Sorciers…*, op. cit., 1969, pp. 29-48.
[46] Cf. Le Caër Paul, communication personnelle, 1995.

lendemain, le commandant du camp est venu en personne faire son enquête à l'infirmerie. Le SS sanitaire a affirmé n'avoir jamais reçu l'or malgré ses demandes réitérées. Regardant fixement l'officier, j'ai déclaré : « Suivant les ordres, j'ai remis l'or au SS-sanitaire. » Qui fallait-il croire ? Le commandant a fait confiance à un détenu qu'il connaissait mieux que son subordonné lequel a disparu du camp peu après. »
Paul Le Caër avait soigné le commandant pris d'une forte fièvre, qu'il a fait tomber en une nuit. Le commandant a su s'en souvenir.

Kommando : Melk
Louis Jolivet[47] se souvient : *« Il n'y avait aucun rapport entre cette équipe venue de Loibl-Pass et l'équipe fixe qui fonctionnait depuis la création du kommando de Melk. Cette dernière était composée de deux détenus désignés, chargés chaque matin, devant chaque chambre du revier d'où étaient sortis les cadavres dans le couloir, de procéder à deux opérations rituelles :*
- M. Schlésinger était chargé avec un crayon violet de reporter le numéro du cadavre sur sa poitrine.
- Le Docteur Perrier avait pour mission d'extraire les dents de métal précieux ainsi que les prothèses amovibles de même nature. Ce dentiste de profession, en dehors de sa macabre tournée, assistait aussi le chirurgien et les médecins.
Le Docteur René Perrier avait double mission : une officielle confiée par les SS, la récupération des dents en or, et une clandestine, pour la résistance qui l'avait mis en place, qui était de signaler au bureau toute anomalie dans la disparition des morts tant administrative que réelle. »
« Le soir, venue du « dentiste des morts ». Ce dernier était Français, René[48], (...) arrivait alors dans les chambres avant qu'on enlève ces derniers : « Y a-t-il des morts aujourd'hui ? » Il entrait armé d'un tournevis et d'une pince universelle, prenait la tête du mort entre ses pieds - les morts étaient étendus nus par terre - fouillait la bouche avec son tournevis en écartant les joues, arrachait éventuellement les dents aurifiées, les bridges et repartait, continuant dans toutes les chambres, sa funèbre besogne. Malheur à lui si un cadavre était

---

[47] Cf. Jolivet Louis, communication personnelle, 1995.
[48] Cf. Riaud Xavier, *La pratique dentaire dans les camps du IIIème Reich*, L'Harmattan (éd.), Collection Allemagne d'hier et d'aujourd'hui, Paris, 2002, p. 83.

arrivé au crématoire, encore porteur de dents en or ! Il aurait payé cher sa négligence. »

Le Docteur Lemordant[49] se rappelle que : *« Les soins dentaires et surtout l'extraction de tout métal précieux qu'un prisonnier mort pouvait avoir dans la bouche étaient confiés à mon jeune camarade René Perrier, dentiste à Clermont-Ferrand... J'ai su ce qu'il lui en coûtait d'arracher ainsi l'or et le platine de la bouche des cadavres et puis, il fit comme tous, il s'habitua et finit par le faire avec désinvolture, sans y penser, ce qui était la seule attitude possible... »*

Ce confrère se souvient : *« Arrivé à Melk[50], je fus affublé d'un brassard de Zahnarzt (dentiste) sans savoir ce que seraient mes attributions. Je ne parlais à cette époque absolument pas l'allemand, mais, dès le premier mort, je compris ce que ce brassard représentait... Un SS vint me chercher, me mit dans la main un tournevis et des pinces de serrurier, me conduisit vers le mort, sortit son revolver et me fit arracher les dents en or.*

Je le fis, un an, pour 12 000 morts selon le même scénario. A chaque fois, les SS sortaient leur revolver et me surveillaient de crainte, soit que j'en prenne, soit que je le fasse glisser dans la gorge du mort et qu'il se volatilise au crématoire...

Mes attributions étaient multiples. En dehors de ce sinistre travail, j'étais responsable de tous les morts jusqu'à leur conduite au crématoire et en plus, j'étais aux côtés des médecins du revier pour tous les pansements et petites instrumentations. »

Kommando : Loibl-Pass

Après le passage de la commission itinérante de dentistes, Gaston Charlet[51] témoigne : *« Le commandant du camp n'a pas manqué d'accroître son trésor de guerre de quelques poignées de déchets d'or, car bridges et couronnes n'avaient pas manqué d'exciter le zèle dévorant des opérateurs. »*

- *Oranienburg-Sachsenhausen*

M. René Lagarde est demeuré 3 ans à Oranienburg[52]. Il ne déclare rien lors de la visite d'arrivée. Un jour, par inadvertance, il doit ouvrir la

[49] Cf. Riaud Xavier, *La pratique dentaire…*, op. cit. 2002, p. 83.

[50] Cf. Riaud Xavier, *La pratique dentaire…*, op. cit., 2002, pp. 83-84.

[51] Cf. Bernadac Christain, *Les Victorieux*, Michel Lafon (éd.), Paris, 1994, p. 266.

[52] Cf. Lagarde René, communication personnelle, 1995.

bouche, sans y prêter attention. On lui prend son nom et son numéro. Puis, on l'envoie se faire arracher ses dents, le matin, juste avant de partir en kommando de travail, à l'extérieur du camp. *« Ainsi, quatre dents inférieures couronnées m'ont été enlevées sans anesthésie avec un syndesmotome et un davier, par un Polonais, un « spécialiste », au revier. J'étais assis sur une table. Il n'y a eu aucune suite. Cela s'est passé en décembre 1943. »*

Sur 157 000 détenus figurant aux entrants de Sachso[53], et sur les 35 000 non immatriculés, dirigés directement vers le crématoire, il a été saisi (…) 7 kg d'or en barre (notamment à partir des dents en or).

A l'arrivée des détenus, Mme Ammar revoit *« une haie de militaires allemands qui nous encadrent. Derrière des tréteaux, des civils consultent des listes et nous examinent à tour de rôle. Devant certains, nous déclinons nos titres et qualités, à d'autres, nous montrons nos mains, nos yeux, nos dents selon leur curiosité. »*

En mars et avril 1944, au camp d'Oranienburg-Sachsenhausen[54], 2 431,22 grammes d'or dentaire, 39 pièces d'or dentaire et de cassures d'or et un petit sac de poussière d'or ont été récupérés.

A la morgue du service de pathologie[55], un prothésiste SS parcourt le corps chaud des cadavres, avec le doigt entre leurs lèvres. Il ouvre brusquement la mâchoire inférieure afin de rechercher les dents en or.

L'ancien médecin SS du camp de Sachsenhausen, Baumkötter[56], a fait une déclaration semblable. Il a déclaré qu'il a examiné la bouche de détenus condamnés à la fusillade en masse, afin de voir s'il s'y trouvait des dents en métal, des dents en or, en platine ou des dents artificielles. Si cela était le cas, le détenu recevait une marque spéciale faite au pinceau et à la peinture à l'huile se trouvant sur la table attenante. Cette marque n'avait pour seule vocation que de trouver les dents en or après la fusillade.

M. P. G.[57] a trouvé, le 21 avril 1945, *« jour de notre évacuation du camp vers la Baltique, devant le local du dentiste, deux caisses de 30 cm de côté, et de 50 cm de hauteur, pleines de couronnes en or. Je pense qu'on les avait préparées pour les emmener avant l'arrivée de l'armée russe. »*

---

[53] Cf. Riaud Xavier, *La pratique dentaire…*, op. cit., 2002, p. 89.
[54] Cf. Strzelecki Andrzej, 2000, pp. 138-139.
[55] Cf. Gedenkstätte Oranienburg-Sachsenhausen, 1996.
[56] Cf. Schulz Wilhelm, *Zur Organisation…*, op. cit., 1989, p. 69.
[57] Cf. G.P., communication personnelle, 1995.

Avant leur crémation, les cadavres sont dépouillés de leurs dents artificielles, lunettes, prothèses. Or, on a trouvé à la libération du camp[58], dans des caisses en bois, 300 000 dents en porcelaine ou en métal et des couronnes dentaires équivalentes, selon les experts, à 80 000 morts.

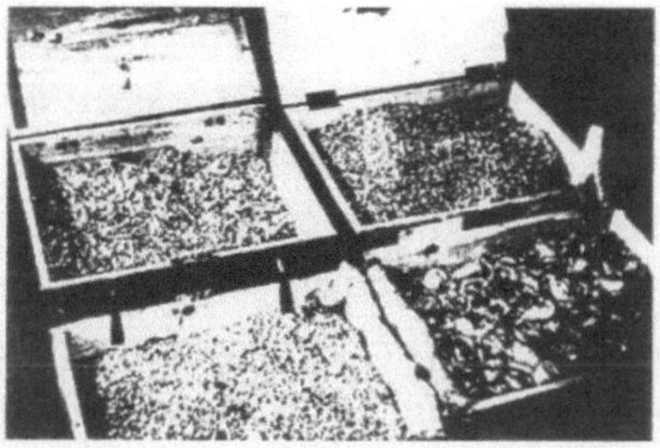

Caisses de dents en or d'Oranienburg-Sachsenhausen[59].

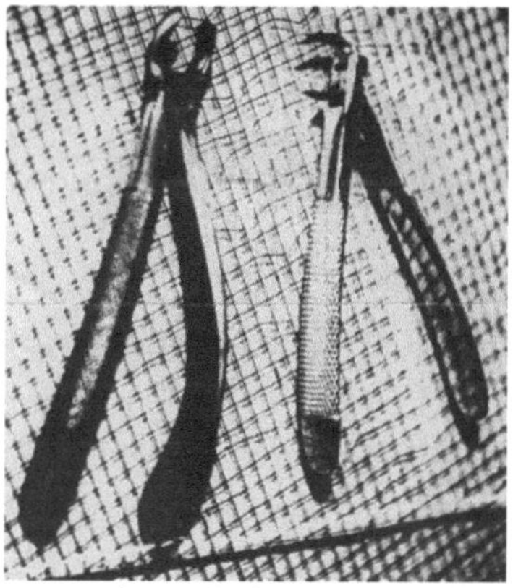

Daviers de Sachsenhausen avec lesquels des couronnes et des bridges en or dentaire ont été prélevés chez les détenus assassinés du camp[60].

Kommando : Heinkel

Le général Pierre de Froment témoigne d'une mésaventure dont les répercussions auraient pu être dramatiques pour lui. *« Un autre moyen consistait à vendre ses dents en or. On se faisait arracher une couronne et cela valait très cher, au moins deux à trois kilos de pain ou une dizaine de soupes. (...) Un Français travaillant avec moi m'avait demandé un jour de montrer ma bouche au Blockältester. Bon garçon, j'avais accepté et ébloui le Boche par la qualité et la quantité*

[58] Cf. Riaud Xavier, *La pratique dentaire...*, op. cit., 2002, p. 89.
[59] Cf. C. D. J. C., Paris, 2002, photo EXPO B-34, © C. D. J. C.
[60] Cf. Bundesarchiv Koblenz, Allamgne, 2003, photo 78612/2O, © B. K.

de mes couronnes et bridges. J'avais ainsi le répondant, sans trop m'en rendre compte... Je n'y avais vu tout au plus qu'un petit service rendu à un compagnon qui « se débrouillait ». (...) Je compris, un peu tard, que j'avais été terriblement imprudent en dévoilant ainsi mes richesses, cela pouvait me coûter la vie[61]*. (...) »*

- *Flossenbürg*

Ehrard Wolf a été condamné à mort et exécuté. Dans ses aveux, en 1947, il reconnaît que : *« Pour les pendaisons, le condamné grimpait sur un escabeau. Moi et mon collègue Weihe, nous grimpions de l'autre côté et lui passions la boucle. Là-dessus, je descendais et retirais brusquement l'escabeau. Le condamné restait pendu jusqu'à la mort. Pour la mort par balle, nous visions la nuque à une distance d'environ 10 à 20 cm. Quand on en abattait plus d'un, les cadavres restaient sur place, jusqu'à ce qu'on ait abattu tout le monde. Avant l'exécution, les condamnés étaient examinés par un médecin, pour les dents en or*[62]*... »*

En mars et avril 1944, il a été déclaré comme récupéré 0,87 gramme de cassure d'or dentaire au camp de Flossenbürg[63].

- *Natzweiler-Struthof*

Dès que les équipes de travail ont franchi le portail, les Norvégiens[64] apprennent ce qu'ils vont faire. Pour commencer, ils doivent se rendre au bureau politique où s'effectue l'immatriculation des prisonniers. Avec l'aide de deux détenus, des SS inscrivent le nom, la date de naissance, la profession et l'adresse de chacun, de même que divers renseignements familiaux. Les prisonniers se font ensuite photographier, avant de subir une fouille corporelle. Pour finir, chacun se présente devant, un homme en blouse blanche, un dentiste SS, et ouvre grand la bouche afin que ce dernier puisse déceler la présence éventuelle de dents en or. Pour une raison que les prisonniers ignorent, ce détail[65] est dûment relevé.

---

[61] Cf. Bernadac Christian, « Des jours sans fin », in *Déportation 3*, France-Empire (éd.), Paris, 1993, pp. 656-657.

[62] Cf. Bernadac Christian, *La libération des camps*, Michel Lafon (éd.), Paris, 1995, p. 376.

[63] Cf. Strzelecki Andrzej, 2000, pp. 138-139.

[64] Cf. Ottosen Kristian, *Nuit et brouillard*, Le Cri (éd.), Bruxelles, 2002, p. 30.

[65] Cf. Ottosen Kristian, 2002, p. 30.

A Kochendorf, un kommando du Natzweiler-Struthof, l'Oberscharführer Butner[66] y est le maître tueur. C'est un SS fanatique. A l'arrivée des convois de juifs, il fait une « razzia » de dents en or.
Au camp du Stuthof-Natzweiler[67], ont été récupérés en mars et avril 1944, 172,2 grammes d'or dentaire et d'alliages dentaires.

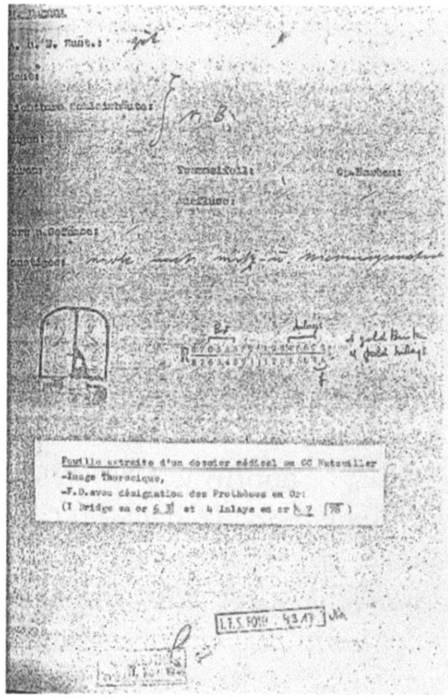

Feuille extraite d'un dossier médical du camp de concentration de Natzweiler-Struthof[68]

Etat ?   et ?   bon
Peau :
? visibles
Yeux
Oreilles   tympan   cicatrices d'opérations
                    ?
Cœur et vaisseaux:/
Divers : ?
Image thoracique

		87654321	12345678	
Schéma dentaire	droite			gauche
		87654321	12345678	

1 bridge en or à droite en haut de 6 à 3
4 inlays en or à gauche en haut sur 4, 5, 6, 7

[66] Cf. Bernadac Christian, *Aux rivages de la mort – L'espérance des rebelles*, Michel Lafon (éd.), Paris, Tome 2, 2000, p. 179.
[67] Cf. Strzelecki Andrzej, 2000, pp. 138-139.
[68] Cf. Riaud Xavier, *La pratique dentaire…*, op. cit., 2002, p. 102.

- Ravensbrück

Simone Saint Clair[69] se souvient de sa visite chez le dentiste de Ravensbrück : *« Le troisième jour de notre arrivée, un ordre en allemand est venu : « Toutes au grand Revier. Vous allez chez le dentiste. » Tel un troupeau, nous suivons les bergers maudits : « Déshabillez-vous ! »(...)*

Il fait très froid en Prusse Orientale, et cela pour montrer nos dents ? Il doit y avoir une erreur.

« Los !... Los !...Schneller !... » On nous frappe. Il faut s'exécuter. Les corps difformes s'accolent aux nôtres pour laisser passer les SS qui nous dévisagent d'un air méprisant. Quelle humiliation ! (...)

Se mettre au garde-à-vous toutes nues pendant 2 ou 3 heures, devant ces hommes au rictus sarcastique. (...) La pluie tombe. Ces messieurs sont rentrés se protéger. On nous laisse dehors, naturellement. Enfin, nous pénétrons dans un hall, sur lequel débouchent plusieurs couloirs aux fenêtres grandes ouvertes. En plein courant d'air, nous demeurons ainsi quelques autres heures, tandis qu'une par une, nous défilons... devant le dentiste. »

Bernadette Kinderstuth[70] confirme : *« Nous allons quitter Ravensbrück pour un kommando de travail. (...) Annie croit savoir qu'avant chaque départ, un dentiste examine nos dents et note scrupuleusement les matricules de celles qui ont de l'or en bouche. Devant le Revier, la centaine que nous sommes doit se déshabiller. Nues, absolument nues. (...) A mesure que nous avançons, ça se précise, c'est bien un dentiste que nous allons voir. « Ouvrez la bouche ! » Je n'ai aucune dent en or. Un davier et un miroir, toujours les mêmes, pénètrent ma bouche, se promènent sans explorer. « Suivante ! » Je n'ai pas le courage de lui dire que, parfois, j'ai des élancements dans une dent du fond. »*

A Ravensbrück[71], *« j'ai vu jeter ces cadavres brutalement les uns contre les autres, à la morgue. Avant d'être livrées à l'enfer, les mortes avaient reçu la visite du dentiste qui leur avait arraché les dents en or et les bridges. Il les avait marquées à la joue d'un cachet, prouvant qu'il avait bien accompli son macabre forfait. »*

---

[69] Cf. Riaud Xavier, *La pratique dentaire...*, op. cit., 2002, p.103.

[70] Cf. Bernadac Christian, *Aux rivages...*, op. cit., 2000, pp. 245-246.

[71] Cf. Riaud Xavier, *La pratique dentaire...*, op. cit., 2002, p.106.

Mme Goldet[72], infirmière au revier de Ravensbrück, se souvient parfaitement des cadavres entassés sur une charrette tirée vers la morgue où un mécanicien dentiste SS arrachait toutes les dents en or. Mme Leboucher, infirmière aussi au revier de Ravensbrück, voit encore les Allemandes arracher ces mêmes dents, avec une grossièreté et une brutalité inconcevable, puis leur besogne terminée, elles lançaient un coup de pied dans le ventre de leur victime, et passaient à la suivante en jetant rageusement des mots aussi malsonnants que : *« Saloperie, cochonnerie ! »*

Dans chaque grand camp, existe un cabinet dentaire tenu par des dentistes SS placés eux-mêmes sous les ordres du médecin SS en chef du camp. Des détenus, dentistes ou non, sont amenés à travailler pour les dentistes SS, ou sous leurs ordres. Les dents en or sont répertoriées à chaque passage au cabinet dentaire, chaque détenue consultant disposant d'une carte de soins dentaires. Beaucoup de détenus ont été exterminés, mais nombreux sont ceux aussi qui ont travaillé pour l'effort de guerre nazi. Un détenu qui souffre des dents n'est pas productif. Il pouvait par conséquent recevoir des soins dentaires pour le soulager selon certaines filières bien déterminées[73].

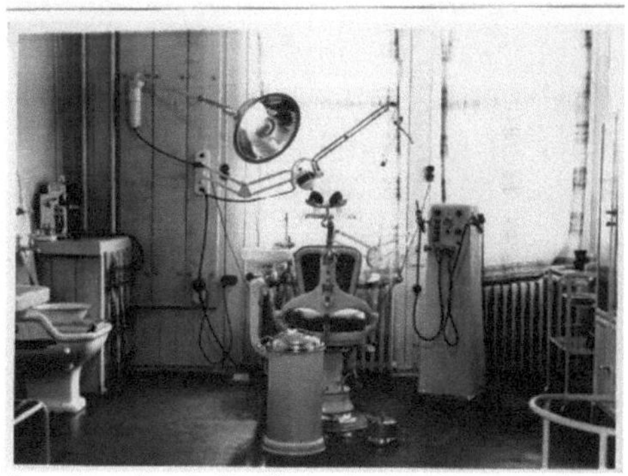

Photo du cabinet dentaire de l'infirmerie des détenues de Ravensbrück[74].

[72] Cf. Riaud Xavier, *La pratique dentaire…*, op. cit., 2002, p. 106.
[73] Ceci a fait l'objet d'autres travaux.
[74] Cf. Gedenkstätte Ravensbrück, 2002.
Photo tirée de l'album de propagande SS du camp de femmes de Ravensbrück réalisé en 1940/1941.

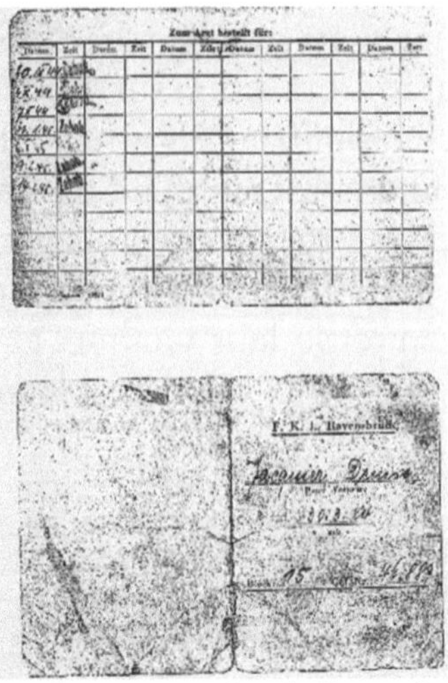

Carte de soins dentaires du camp de concentration de Ravensbrück pour la détenue n° 46889, Mme Denise Jacquier[75]. Les dates de soins dentaires sont : 30.09.44 ; 04.10.44 ; 07.10.44 ; 31.01.45 ; 06.02.45 ; 09.02.45 ; 14.02.45.

- *Neuengamme*

M.Rog…D.[76] est resté comme prothésiste au camp de Neuengamme de janvier à avril 1945. *« Tous les soirs, un SS m'apportait les couronnes ou prothèses en or qu'il avait arrachées aux cadavres, et c'est dans ce laboratoire que j'en faisais le nettoyage. C'est un très mauvais souvenir. Evidemment, une grande quantité d'or était ainsi récupérée. »*

En mars et avril 1944, il a été déclaré comme ayant été récupéré au camp de Neuengamme[77], une petite soucoupe scellée avec de l'or dentaire pour un poids de 142,17 grammes.

Kommando : Kaltenkirchen

Le Docteur Stroweis[78] se rappelle que : *« Je n'ai jamais eu à récupérer l'or dentaire. Cela m'a été épargné. »*

---

[75] Cf. Vernay Denise, communication personnelle, 1995.
Mme Vernay a été 7 fois au cabinet dentaire de Ravensbrück pour y être soignée. Elle ne se rappelle plus quels soins lui ont été prodigués. Ce document est le seul qu'un rescapé des camps nous ait communiqué. Mme Vernay a pour la circonstance, adopté un nom francisé. Etant de confession juive, son nom de jeune fille ne lui aurait pas permis de survivre.

[76] Cf. Riaud Xavier, *La pratique dentaire…*, op. cit., 2002, p. 111.

[77] Cf. Strzelecki Andrzej, 2000, pp. 138-139.

[78] Cf. Stroweis Henri, communication personnelle, 1995.

Kommando : Spaldingstrasse
Le Dr Lohéac[79] a été détenu dans cette prison à partir d'octobre 1944. *« Toute affaire de recel d'or était d'une extrême gravité, car les SS ne badinaient pas sur ce chapitre. Dès mon arrivée au revier, je fus chargé de la récupération, sur les cadavres, des couronnes et des appareils dentaires en or. La première fois, j'ai reculé d'horreur devant cette macabre besogne. Désobéir, c'est la pendaison peut-être, mais sûrement, après l'inévitable correction, le retour au travail dans les kommandos. N'est-ce pas un devoir de garder toutes les possibilités d'action en faveur des vivants ?*
Saisi d'une indicible pitié pour ces malheureux, jetés n'importe comment par le Stubedienst et dont les yeux vitreux me semblent chargés d'un reproche inexprimable, je tâche de pratiquer cette opération avec douceur et dextérité, comme s'ils pouvaient souffrir encore. L'accoutumance viendra heureusement tempérer mes réactions du début. Ayant extrait le précieux métal, j'en suis désormais responsable pendant sa désinfection à l'eau bouillante, et jusqu'à sa remise définitive au kapo. Pour éviter la fraude, les SS avaient ordonné d'inscrire lors de l'examen buccal auquel étaient soumis les malades, le nombre de dents en or sur la fiche d'entrée au revier. »

- Plaszow
Dans sa déclaration sous serment, Leopold Blach[80], prothésiste dentaire, se souvient : *« De Krosno, j'ai été déporté à Slebno, puis, avec 100 personnes, nous avons été envoyés à Plaszow où je suis resté. (...) Etant dentiste pour les SS, j'avais une place de choix, mais, mes collègues, qui travaillaient comme dentistes pour les détenus, avaient une vie plus difficile. Ils devaient être présents à chaque exécution pour récupérer les dents en or des mâchoires des fusillés et ceci, sous la direction de notre sous-chef, le Rottenführer Zikil. »*

- Bergen-Belsen
La récupération des dents en or était courante dans ce camp. *« Un incident notable est à signaler. Un jour, un homme est arrivé avec un*

Ce témoignage a été cité pour montrer que la récupération de l'or dentaire se faisait de façon inégale dans les kommandos.
[79] Cf. Riaud Xavier, *La pratique dentaire…*, op. cit., 2002, pp. 117-118.
[80] Cf. Yad Vashem, Israël, 1995.

convoi de Bergen-Belsen[81]. *Il nous est apparu craintif et bizarre. Il se tenait à l'écart dans le préau comme s'il tenait à ne pas être enregistré. A la fin, il restait seul, taciturne et renfermé au milieu de ses nombreux paquets. Comme nous voulions l'entraîner vers le bureau, il s'est dégagé en disant qu'il voulait retourner à Bergen, où il avait laissé sa femme et ses enfants. On lui a expliqué qu'il ne pouvait pas repartir immédiatement, qu'il devait passer la nuit et le bain obligatoire. Il y a consenti, mais a refusé de laisser désinfecter ses bagages. Malgré ses protestations, nous nous sommes saisis de ses colis et il nous a été aisé de comprendre pourquoi il les surveillait si jalousement. En plus d'un revolver et de ses munitions, ils ne contenaient pas moins de 3 kg d'or dentaire. Il nous a raconté diverses histoires au sujet de la provenance du métal, mais en réalité, il avait été un auxiliaire des Allemands. Il avait eu ainsi l'occasion de s'approprier l'or avant la crémation des cadavres. Les Anglais se sont chargés de lui (extrait des Archives de la Croix Rouge suédoise, 1945). »*

- *Stutthof*

En mars et avril 1944, il a été déclaré comme ayant été récupéré au camp du Stutthof[82], des cassures d'or dentaire pour un poids de 208,92 grammes.

Au Stutthof[83], on a également mentionné la construction d'un crématoire. Sa description était détaillée. Il comprenait 16 fours doubles maçonnés dont 2 ont été construits juste à la fin du fonctionnement du camp de concentration. On y trouvait notamment un dépôt mortuaire souterrain, un atelier d'orfèvre avec une pièce blindée pour y cacher des objets précieux, tels que les dents artificielles en or et un système mécanisé de transport des cadavres et du combustible. (...) Sa capacité lui permettait d'incinérer une centaine de cadavres par heure.

« Lorsque je me trouvais avec mes anciens compagnons de bloc, j'ai tout à coup vu s'approcher les prisonniers Wilhelm Patsch et Franciszek Knitter[84]*, les 2 criminels allemands portant les triangles*

[81] Cf. Gedenkstätte Bergen-Belsen, Loheide, Allemagne, 2003.

[82] Cf. Strzelecki Andrzej, 2000, pp. 138-139.

[83] Cf. Lewandowski Waclaw, IPN, vol. 81a, p. 78, document fourni par le Pantswowe Museum Stutthof, 2003.

[84] Cf. Coradello Aldo, vol. I, pp. 43-44, document fourni par le Pantswowe Museum Stutthof, 2003.

verts et occupant des postes importants. Patsch était kapo du crématoire et Knitter son adjoint. Ce soir-là, ils étaient très ivres. Ils m'ont raconté en détail ce qu'ils faisaient ce jour-là au crématoire. J'ai alors appris que les handicapés soviétiques avaient été tués vers six heures de l'après-midi dans la chambre à gaz. Pour prévenir tout accident, les soldats SS ont arrangé un spectacle spécial. A côté du camp, passe la ligne de chemin de fer de Gdansk à Stutthof. Ce jour-là, dans l'après-midi, il y avait 2 voitures de troisième classe à proximité du crématoire. Les prisonniers soviétiques ont été conviés à monter dans ces wagons. Convaincus qu'ils allaient être traités humainement, ils s'y sont installés. Une demi-heure plus tard, 3 gardiens SS sont venus se plaindre à haute voix du conducteur qui n'était pas à l'heure et du retard du train qui aurait déjà dû être parti. Ils ont dit aux prisonniers que la locomotive ne viendrait pas avant une heure. Pendant ce temps, on allait les emmener prendre leur repas. Les prisonniers sont descendus et ont été emmenés dans une « salle d'attente ». Lorsqu'ils sont tous entrés dans le local, la porte a été fermée et le gaz a été envoyé dans la pièce. Après une heure, les portes ont été ouvertes et on a sorti les cadavres pour les transporter au crématoire. Chaque corps était nu et chaque cadavre a été contrôlé à la recherche de bijoux et de dents en or. S'ils en trouvaient, elles étaient arrachées avec un outil employé à cette fin. Chaque corps recevait ensuite un coup de tampon avec la mention « examiné par le dentiste. » (...) En fonction de la valeur de la prise, le SS Chemnitz (un des 3 gardiens SS précédents) achetait de l'alcool pour le personnel du crématoire. Les soldats SS se procuraient alors des quantités importantes d'or. Un certain Pank, surveillant à l'atelier de serrurerie, m'a raconté une fois, qu'il avait fabriqué pour Chemnitz, une cassette en or qui pesait un kilo. L'or et les diamants ne manquaient pas aux SS. »

« Comment était le crématoire ? Les cadavres étaient d'habitude déformés, très serrés les uns contre les autres, couverts de sang et d'excréments, parfois avec les fesses mordues ou découpées par des cannibales qui ne manquaient pas dans le camp. C'est la faim qui les poussait à cette extrémité. Certains cadavres paraissaient en état de décomposition très avancée. Le dentiste[85] *désigné, en se servant d'un marteau et de tenailles, arrachait les dents en or. L'aspect macabre*

[85] Cf. Ortowski Jerzy, vol. XIII, p. 82, document fourni par le Pantswowe Museum Stutthof, 2003.

de cet endroit était complété par les troupeaux de rats qui trouvaient là leur nourriture quotidienne. »

Conformément à l'ordre secret d'Himmler[86], le médecin du camp a adressé une lettre au Service d'Administration et de Gestion du camp du Stutthof en date du 6 novembre 1942, relatif à l'envoi au SS-WVHA, de 30,3 grammes de débris d'or dentaires et de 3,7 grammes d'argent. En janvier 1943, la station dentaire du camp du Stutthof a recueilli 7,46 grammes de débris d'or dentaire et 1,4 gramme d'argent. Ces derniers ont été envoyés à Berlin au début 1943. En février 1943, 29,28 grammes d'or dentaire et 40,29 grammes en mars ont été recueillis.

« L'autre mission importante du dentiste du camp est la gestion du registre des prisonniers ayant des dents en métaux précieux. Après la mort d'un prisonnier[87], il est obligé d'arracher ses dents en métal précieux et de les refondre. L'or ainsi obtenu est ensuite envoyé au service économique du camp. L'action de récupération des couronnes et des bridges dentaires s'est particulièrement intensifiée dans le second semestre de 1944, au moment où le Stutthof a quelques dizaines de milliers de prisonniers. Le dentiste était alors obligé d'examiner la bouche de chaque personne morte au camp. Les dents en or étaient arrachées et refondues comme d'habitude. »

« A midi, pendant l'appel, le SS Foth[88] sélectionne les gens pour la chambre à gaz. (...) Toutes les dents artificielles sont arrachées aux victimes. Ces dents sont envoyées à la Kommandantur du camp. Là, un dentiste de Vienne, portant un triangle vert, se rend avec les dents récupérées à l'atelier de serrurerie et les refond en les coulant en barres. Le même dentiste m'a extrait en une séance, six tronçons (racines ?) des dents qui m'avaient été cassées. »

---

[86] Cf. Orski Marek, *Niewolnicza praca wiezniow obozu koncentracyjnego Stutthof w latach 1939-1945*, Muzeum Stutthof w Sztutowie (ed.), Gdansk, 1999, p. 304.

[87] Cf. Panstwowe Muzeum Stutthof, Pologne, 2003.

[88] Cf. Guzowski Wactaw, vol. IV, p. 55, document fourni par le Panstwowe Muzeum Stutthof, Pologne, 2003.

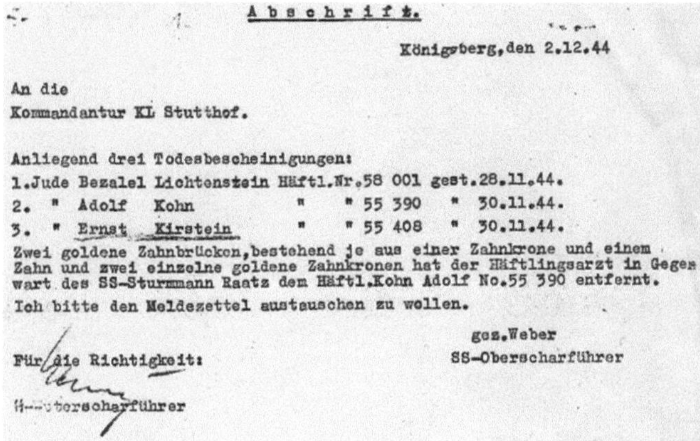

Abschrift.

Königsberg, den 2.12.44

An die
Kommandantur KL Stutthof.

Anliegend drei Todesbescheinigungen:
1. Jude Bezalel Lichtenstein Häftl.Nr.58 001 gest.28.11.44.
2. " Adolf Kohn " " 55 390 " 30.11.44.
3. " Ernst Kirstein " " 55 408 " 30.11.44.
Zwei goldene Zahnbrücken, bestehend je aus einer Zahnkrone und einem Zahn und zwei einzelne goldene Zahnkronen hat der Häftlingsarzt in Gegenwart des SS-Sturmmann Raatz dem Häftl.Kohn Adolf No.55 390 entfernt.
Ich bitte den Meldezettel austauschen zu wollen.

gez. Weber
SS-Oberscharführer

Für die Richtigkeit:
[illegible]
SS-Unterscharführer

Copie
Au poste de commandement du Stutthof[89] Königsberg, le 2.12.1944
Ci-joints trois certificats de décès :
Juif Bezabel Lichtenstein détenu n° 58001, mort le 28.11.1944
Juif Adolf Kohn détenu n° 55390, mort le 30.11.1944
Juif Ernst Kirstein détenu n° 55408, mort le 30.11.1944
Deux bridges en or, composés chacun d'une couronne et d'une dent, et deux couronnes en or ont été prélevés chez le détenu Kohn, Adolf par le médecin des détenus en présence du SS-Sturmmann Raatz.
Certifié conforme signé Weber
SS-Unterscharführer SS-Oberscharführer

[89] Cf. Panstwowe Muzeum Stutthof, 2003.

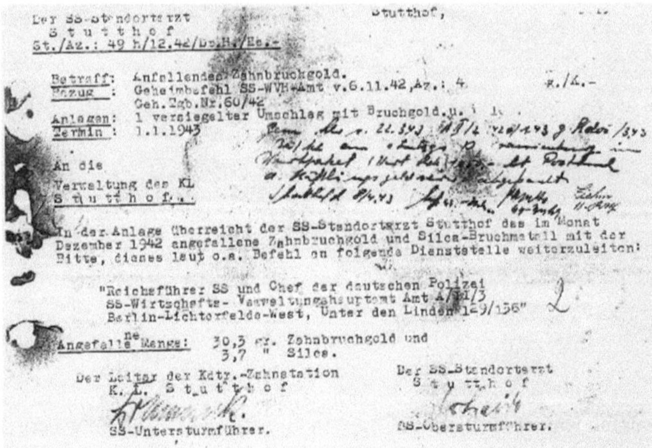
Der SS-Standortarzt
Stutthof
St./Az.: 49 h/12.42/Dr.H./He.-

Stutthof,

Betreff: Anfallendes Zahnbruchgold.
Bezug: Geheimbefehl SS-WVH-Amt v.6.11.42,Az.: 4
Geh.Tgb.Nr.60/42
Anlagen: 1 versiegelter Umschlag mit Bruchgold.u.
Termin: 1.1.1943

An die
Verwaltung des KL
Stutthof.

In der Anlage überreicht der SS-Standortarzt Stutthof das im Monat Dezember 1942 angefallene Zahnbruchgold und Silca-Bruchmetall mit der Bitte, dieses laut o.a. Befehl an folgende Dienststelle weiterzuleiten:

"Reichsführer SS und Chef der deutschen Polizei
SS-Wirtschafts- Verwaltungshauptamt Amt A/II/3
Berlin-Lichterfelde-West, Unter den Linden 129/136"

Angefallene Menge: 30,3 gr. Zahnbruchgold und
3,7 " Silca.

Der Leiter der Kdtr.-Zahnstation
K.L. Stutthof
SS-Untersturmführer.

Der SS-Standortarzt
Stutthof
SS-Obersturmführer.

Poste de commandement. Station dentaire du camp de concentration du Stutthof
Az. : 14f / KL/2.43/Dr.A/He

Stutthof, le 1er février 1943

Objet :	éclats d'or dentaire
Référence :	lettre du SS-WVHA du 11 janvier 1943, D/I/1/Az. Etc
Annexes :	une enveloppe scellée
Date fixée :	1er février 1943

Au poste de commandement du camp de concentration du Stutthof
Section : administration

Le directeur de la station dentaire du poste de commandement du camp de concentration du Stutthof envoie en annexe une enveloppe scellée avec le contenu suivant :

Masse d'éclats d'or dentaire récupérée pour le mois de janvier 1943	7, 46 g
Masse d'éclats de palliag (?) récupérée pour le mois de janvier 1943	1, 4 g

Merci de transmettre cette enveloppe en vertu de l'ordonnance citée ci-dessus

Le médecin SS de garnison du Stutthof

Le directeur de la station dentaire du poste de commandement du camp de concentration du Stutthof

[90]

[90] Cf. Panstwowe Muzeum Stutthof, 2003.

Kdtr.-Zahnstation KL
Stutthof
Az.: 14f/KL/2.43/Dr.A./He.-

Stutthof, den 1. Februar 1943

3

Betreff: Zahnbruchgold.
Bezug : Schr. SS-WVHA v.11.1.43,D I/1/Az.: 14c9/Ot/S.- Geheim Tgb.-Nr. 15/43.-
Anlagen: 1 Briefumschlag versiegelt.
Termin : 1.2.1943.

An die
Kommandentur des KL
Stutthof.
Abt. Verwaltung.

In der Anlage überreicht der Leiter der Kommandantur-Zahnstation des K.L. Stutthof einen versiegelten Briefumschlag mit folgenden Inhalt:

Anfallende Menge Zahnbruchgold für Monat Januar 1943 7,46 gr.
" " " Bruchpellieg " " " 1943 1,4 "

Es wird gebeten um Weiterleitung entsprechend o.a. Befehl.

Der SS-Standortarzt
Stutthof

SS-Obersturmführer.

Der Leiter der Kdtr.-Zahnstation
K. L. Stutthof

SS-Obersturmführer.

Le médecin SS de garnison
Stutthof
St. / Az. : 49 h / 12. 42/ Dr. H / He

Objet : éclats d'or dentaire récupérés
Référence : commandement secret du SS- WVHA du 6 novembre 1942
Geh. Tgb. Nr. 60/42
Annexes : une enveloppe scellée contenant des éclats d'or
Date fixée : 1er janvier 1943

A l'administration du camp de concentration du Stutthof.

En annexe, le médecin SS de la garnison du Stutthof joint les éclats d'or dentaire et de métal de silicate (?) récupérés pendant le mois de décembre 1942. Il prie de transmettre cette enveloppe, en vertu de l'ordonnance citée ci-dessus, au service suivant :
« Reichsführer SS et chef de la police allemande.
Service SS de l'économie et de l'administration A / II / 3
Berlin-Lichterfelde-West, Unter den Linden 129/136 »

Masse récupérée:
30, 3 g. d'éclats d'or dentaire
3, 7 g. de silicate (?)

Le directeur de la station dentaire du poste de commandement
Camp de concentration du Stutthof

SS-Untersturmführer

Le médecin SS de garnison
Stutthof

SS-Obersturmführer [91]

[91] Cf. Panstwowe Muzeum Stutthof, 2003.

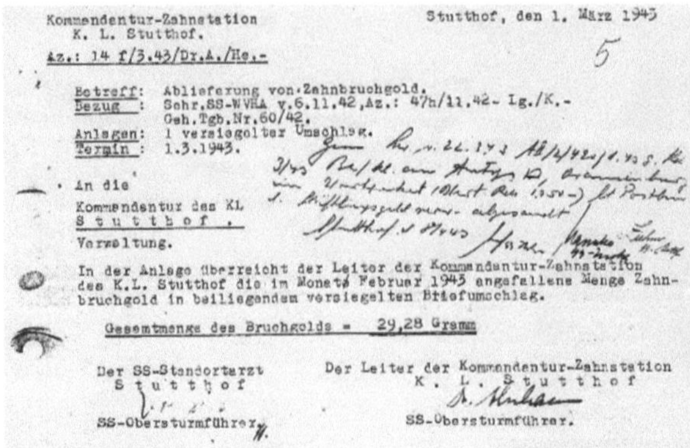

Kommendentur-Zahnstation
K. L. Stutthof.
Az.: 14 f/3.43/Dr.A./He.-

Stutthof, den 1. März 1943

5

Betreff: Ablieferung von Zahnbruchgold.
Bezug : Schr.SS-WVHA v.6.11.42,Az.: 47h/11.42- Lg./K.-
Geh.Tgb.Nr.60/42.
Anlagen: 1 versiegelter Umschlag.
Termin : 1.3.1943.

An die
Kommendentur des KL
S t u t t h o f .
Verwaltung.

In der Anlage überreicht der Leiter der Kommandantur-Zahnstation des K.L. Stutthof die im Monat Februar 1943 angefallene Menge Zahnbruchgold in beiliegendem versiegelten Briefumschlag.

Gesamtmenge des Bruchgolds = 29,28 Gramm

Der SS-Standortarzt
S t u t t h o f
SS-Obersturmführer.

Der Leiter der Kommandentur-Zahnstation
K. L. S t u t t h o f
SS-Obersturmführer.

Station dentaire du poste de commandement — Stutthof, le 1er mars 1943
Camp du Stutthof[92]
Objet : livraison de bouts d'or dentaire
Annexe : une enveloppe cachetée
Date : 1.3.1943
Au commandant du camp de concentration du Stutthof. Administration.
Le chef de la station dentaire du poste de commandement du camp du Stutthof transmet dans une enveloppe cachetée la masse d'or dentaire récupérée au mois de février 1943.
Masse totale : 29,28 grammes
Le médecin de garnison — Le chef de la station dentaire
Dr. Karl Abraham

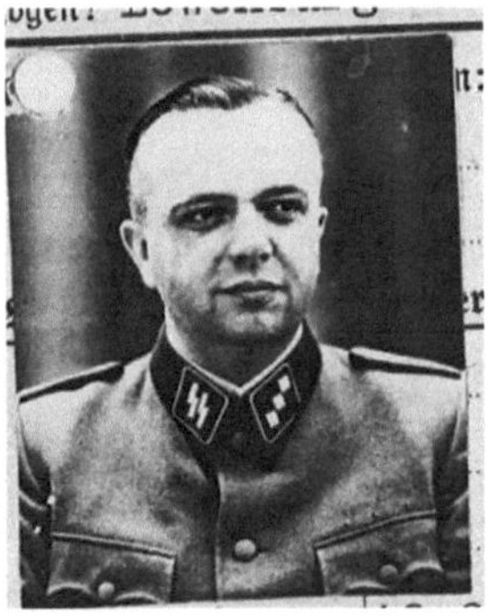

Dr Karl Abraham (02.08.1908- ?), dentiste SS, entré le 11.9.1940 au camp de concentration de Dachau ; le 11.11.1940 au camp de concentration de Mauthausen ; le 22.11.1941 au camp de concentration de Sachsenhausen ; le 01.01.1943 au camp de concentration du Stutthof ; le 01.04.1944 au camp de concentration de Flossenbürg. Il finit la guerre en tant que dentiste au camp de Buchenwald où il est muté dans l'année 1944. Son plus haut grade sera SS-Hauptsturmführer.

[92] Cf. Panstwowe Muzeum Stutthof, 2003.

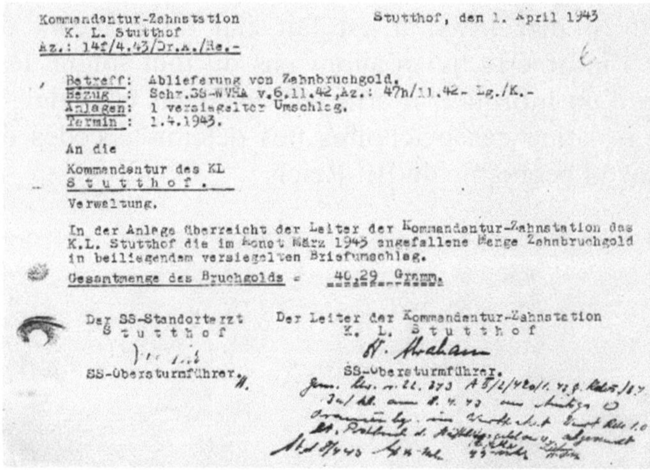

Kommandantur-Zahnstation K. L. Stutthof
Az.: 14f/4.43/Dr.A./Re.-

Stutthof, den 1. April 1943

Betreff: Ablieferung von Zahnbruchgold.
Bezug : Schr.SS-WVHA v.6.11.42,Az.: 47h/11.42- Lg./K.-
Anlagen: 1 versiegelter Umschlag.
Termin : 1.4.1943.

An die
Kommandantur des KL
S t u t t h o f .
Verwaltung.

In der Anlage überreicht der Leiter der Kommandantur-Zahnstation des K.L. Stutthof die im Monat März 1943 angefallene Menge Zahnbruchgold in beiliegendem versiegelten Briefumschlag.

Gesamtmenge des Bruchgolds = 40,29 Gramm.

Der SS-Standortarzt
S t u t t h o f
SS-Obersturmführer.

Der Leiter der Kommandantur-Zahnstation
K. L. S t u t t h o f
H. Abraham
SS-Obersturmführer.

Station dentaire du poste de commandement — Stutthof, le 1er avril 1943
Camp du Stutthof[93]
Objet : livraison de bouts d'or dentaire
Annexe : une enveloppe cachetée
Date : 1.4.1943
Au commandant du camp de concentration du Stutthof. Administration.
Le chef de la station dentaire du poste de commandement du camp du Stutthof transmet dans une enveloppe cachetée la masse d'or dentaire récupérée au mois de mars 1943.
Masse totale : 40,29 grammes
Le médecin de garnison — Le chef de la station dentaire
Dr. Karl Abraham

Sur les 4 documents précédents, apparaît une annotation écrite : *« En référence à la lettre du 22.03.1943, ... (références de ladite lettre) ..., un paquet avec valeur déclarée (valeur de 1 050 R.M.) en concordance avec le registre de la Poste, a été envoyé à « l'administration de l'or des détenus[94] ». »*
Les 4 annotations manuscrites sont en date du 08.04.1943. Les signatures sont illisibles.

- Gross-Rosen

En mars et avril 1944, il a été déclaré comme ayant été récupéré 3 pièces de cassures d'or dentaire au camp de Gross-Rosen[95].
Dans le rapport du juge du tribunal de première instance de Breslau, Mgr. Teofil Kowalczyk, sur le camp de concentration de Gross-

[93] Cf. Panstwowe Muzeum Stutthof, 2003.
[94] Probablement l'administration économique de la SS.
[95] Cf. Strzelecki Andrzej, 2000, pp. 138-139.

Rosen[96], du 16 mai 1974, il est fait état du dirigeant du service dentaire de l'infirmerie qui n'aurait pas du tout soigné les détenus. Avec l'aide d'un infirmier, il arrachait les dents et bridges en or, en argent et en platine des mâchoires des détenus décédés ou tués. Il envoyait tout à l'économie du IIIe Reich.

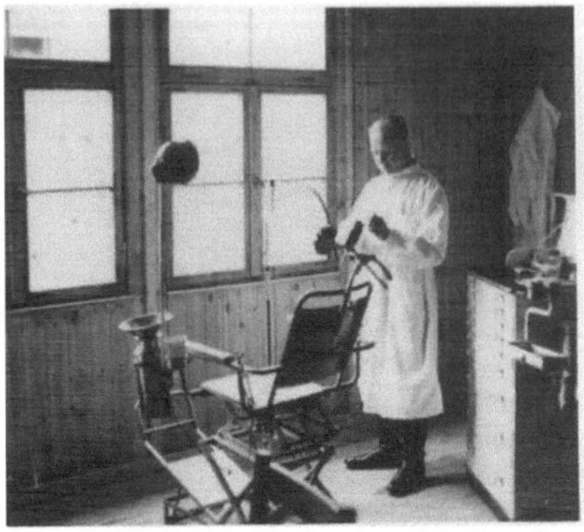

Dr Eugen Kruncik (05/09/1901- ?), dentiste SS, dans le cabinet dentaire du camp de Gross-Rosen[97].

- *Buchenwald*

Un réel trafic clandestin[98] est apparu puisque l'on a vu des détenus se faire volontairement enlever par un dentiste, ou même par quelqu'un d'autre, l'or de leurs dents qu'ils ont troquées ensuite contre vivres et cigarettes avec d'autres prisonniers ou même des SS.

Deux détenus de droit commun et l'Unterscharführer Uhlig ont été surpris à ce commerce. Ils ont été jetés au cachot et exécutés. Chaque semaine, les SS récupéraient en moyenne 50 à 100 g d'or sur les morts. Cet or était nettoyé avec de l'acide dans la station dentaire, avant d'être acheminé à la Kommandantur du camp. Comme le contrôle n'était pas rigoureux, il a pu en être ainsi détourné beaucoup qui a été ensuite réutilisé pour les détenus.

M. Armand Giraud[99] se souvient : *« A la libération du camp, j'ai pu visiter le block n°1 qui était le musée des horreurs (crânes réduits, peaux tannées...) et j'ai vu ces grandes caisses où étaient entreposées les dents en or. »*

---

[96] Cf. Internationaler Suchdienst, Bad Arolsen, 1999.

[97] Cf. Panstwowe Muzeum Gross-Rosen, Pologne, 2003, © P. M. G.-R.

[98] Cf. Kogon Eugen, *L'Etat SS, le système des camps de concentration allemands*, La Jeune Parque (éd.), Paris, 1993.

[99] Cf. Giraud Armand, communication personnelle, 1995.

Au crématoire, les détenus prélevaient tous les bijoux et objets métalliques sur les cadavres. Quand l'or dentaire était récupéré, il subissait au minimum un lavage, avant d'être fondu en lingots. Des transports spéciaux partaient avec pour destination, les chambres à gaz. On voyait revenir dès le lendemain les vêtements, les dentiers... D'après les rapports du médecin du camp de Buchenwald, on y a récupéré ainsi, chaque mois, de 182 à 504 grammes d'or dentaire. Avec une petite partie de cet or, le commandant Koch, responsable SS du camp, s'est fait fabriquer, entre autres, une breloque pour sa chaîne de montre, sur laquelle il fit graver la date de naissance de ses enfants[100].
A l'arrivée au camp, les détenus subissent un examen médical en règle. Une carte individuelle est émise qui rappelle tous les éléments descriptifs de chaque individu, dont les dents en or évidemment.

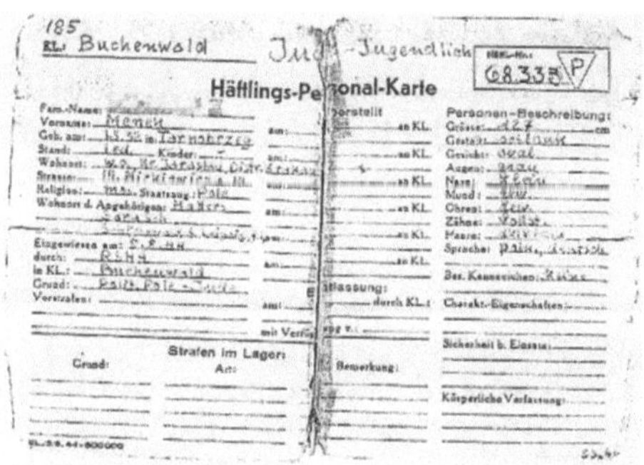

Fiche signalétique de Martin S. à Buchenwald.

Fiche individuelle de détenu au camp de Buchenwald[101].

Page de gauche :
Nom de famille : Transféré le :
Prénom
Né le :
Situation familiale :
Lieu de résidence
Rue :
Religion : nationalité :
Lieu de résidence de la famille :
Interné le :
Par :
Au camp de concentration :
Raisons :
Condamnation antérieure :

Page de droite : Description
Taille :
Silhouette :
Visage :
Yeux :
Nez :
Bouche :
Oreilles :
Dentition : (si 2 dents manquent, la mention 2f apparaît (f pour fehlen = manquantes))
Cheveux :
Langues parlées :
Signes particuliers :
Dons particuliers :

---

[100] Cf. Kogon Eugen, 1993.
[101] Cf. Greene Joshua & Kumar Shiva, *Témoigner : Paroles de la Shoah*, Flammarion (éd.), Paris, 2000.

Six quittances de récupération d'or dentaire pour six détenus morts au camp de Buchenwald[102].

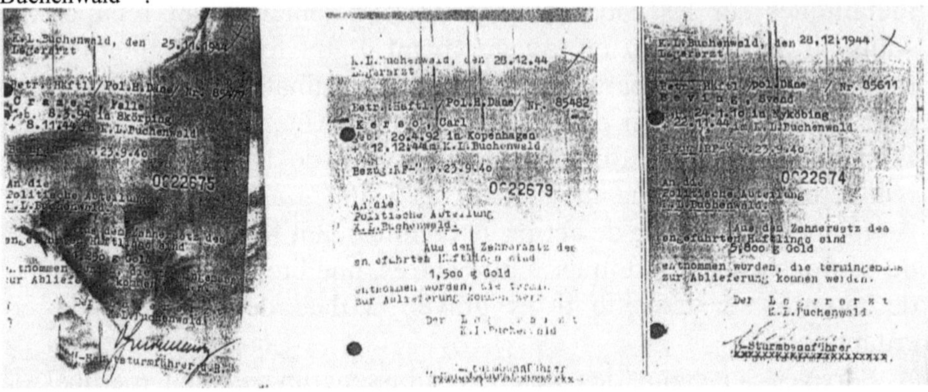

La traduction ci-dessus concerne le document le plus à droite. Pour celui de gauche, il a été récupéré 1,250 g d'or dentaire (au 25.11.1944) et celui du milieu, 1,5 g (au 28.12.1944). Il convient de signaler la référence faite au décret du Reichsführer SS Himmler du 23/09/1940 de récupérer l'or dentaire sur chacun des documents.

Médecin du camp.

Camp de concentration de Buchenwald le 28/12/44.

Concerne : Détenu politique danois n° 85 611 BEVIG SVEND né le 24/1/10 à NYKØBING décédé le 22/11/44 au Camp de concentration de Buchenwald.

Réf. RF-SS du 23/9/40.

A la section politique du camp de Buchenwald.

Il a été extrait 5 gr. 800 d'or du dentier du détenu, ci-dessus mentionné.

Ils seront délivrés en temps voulu.

Le Médecin du C.C. de Buchenwald :

Signé : (illisible) S.S. Strumbannführer

[102] Cf. Staatsarchiv Nürnberg, 1999, NO-1963.

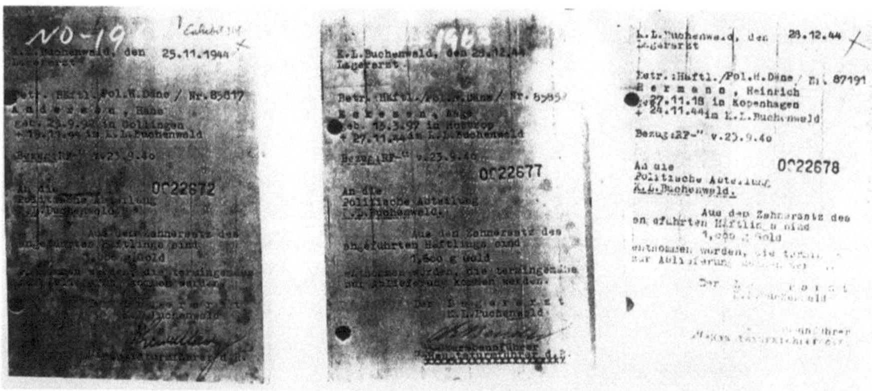

NO-1963

K.L. Buchenwald, den 25.11.1944

0022672

K.L. Buchenwald, den 28.12.44

0022677

1,600 g Gold

K.L. Buchenwald, den 28.12.44

Betr.: Häftl./Pol.H.Däne / Nr. 87191

Hermann, Heinrich

27.11.18 in Kopenhagen

24.11.44 im K.L. Buchenwald

0022678

La traduction[103] est identique aux documents précédents. Pour celui de gauche, il a été récupéré au 25.11.1944, 1 g d'or dentaire. Pour celui du milieu, 1,6 g au 28.12.1944 et pour celui de droite, 1 g d'or dentaire a été récupéré au 28.12.1944.

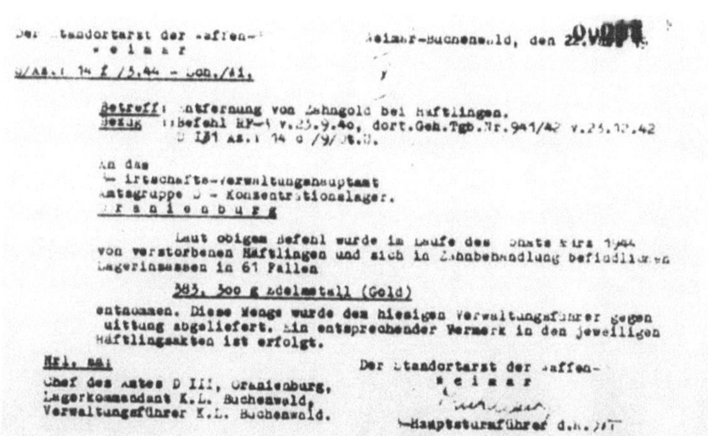

Der Standortarzt der Waffen-SS Weimar

Weimar-Buchenwald, den 22.[illegible]

[illegible] 14 f /3.44 - Son./Ai.

Betreff: Entfernung von Zahngold bei Häftlingen.
Bezug: Befehl RF-SS v.23.9.40, dort.Geh.Tgb.Nr.941/42 v.23.12.42 [illegible]

An das
SS-Wirtschafts-Verwaltungshauptamt
Amtsgruppe D - Konzentrationslager.
Oranienburg

Laut obigem Befehl wurde im Laufe des Monats März 1944 von verstorbenen Häftlingen und sich in Zahnbehandlung befindlichen Lagerinsassen in 61 Fällen

383,300 g Edelmetall (Gold)

entnommen. Diese Menge wurde dem hiesigen Verwaltungsführer gegen Quittung abgeliefert. Ein entsprechender Vermerk in den jeweiligen Häftlingsakten ist erfolgt.

Nrl. an:
Chef des Amtes D III, Oranienburg,
Lagerkommandant K.L. Buchenwald,
Verwaltungsführer K.L. Buchenwald.

Der Standortarzt der Waffen-SS Weimar
SS-Hauptsturmführer d.R. [illegible]

Quittance mensuelle de récupération d'or dentaire pour le camp de Buchenwald[104] envoyée au SS-WVHA en mars 1944.

[103] Cf. Staatsarchiv Nürnberg, 1999, NO-1963.

[104] Cf. Stroweis Henri, *Pathologie bucco-dentaire dans les camps de concentration allemands, 1944-1945*, Thèse Doct. Chir. Dent., Paris, 1973, p. 9.
Pour mars 1944, il a été envoyé 383,3 g d'or dentaire à l'économie SS (SS-WVHA) de Berlin pour 61 cas de détenus décédés.

Rudi Glass[105] raconte :

> "... Das Gold stammte von verstorbenen Häftlingen, denen es vor ihrer Verbrennung aus dem Munde entfernt worden war. Diese Ausbeute betrug in der letzten Zeit monatlich über 1 kg. Das Gold wurde in gesäubertem Zustand und mit Belegen versehen dem Führungshauptamt übersandt, von wo es einer Schmelze überwiesen und in Zahngold umgeschmolzen wurde. Bei dieser Goldsammlung ging man äußerlich korrekt vor, indem von jeder entnommenen Goldmenge auf einem besonderen Beleg, der Namen und Nummer des verstorbenen Häftlings trug, unter Angabe der Menge Quittung geleistet wurde. In der letzten Zeit fiel es auf, daß eine ganze Reihe solcher Belege weder Häftlingsnamen noch -nummern trugen, sondern stattdessen den Vermerk "unbekannt". Das Gold mußte also von Toten herrühren, die sich nicht im Lager* befundenhatten, sondern nur zwecks Tötung und Verbrennung hierher verbracht worden waren."[198]

« ... L'or provenait de détenus morts, et était prélevé avant leur crémation. Le profit mensuel s'élevait dans les derniers temps à plus d'un kg. L'or, nettoyé et pourvu de quittances, était envoyé au FHA, et était ensuite refondu en or dentaire. Lors de cette récupération de l'or, on se donnait des apparences correctes, en ce sens que pour chaque masse prélevée, une fiche était établie avec le nom et le numéro du détenu mort ainsi que la masse. Dans les derniers temps, on remarque que de nombreuses fiches ne portaient plus ni nom ni numéro, mais la mention « inconnu ». L'or devait provenir de morts qui ne s'étaient pas trouvés dans le camp, mais qui y avaient été apportés afin d'y être tués et brûlés. »

2 : rapport mensuel de mai 1944 concernant le prélèvement d'or dentaire sur des détenus

---

105 Cf. Schulz Wilhelm, *Zur Organisation ...*, op. cit., 1989, p. 70.

Der Standortarzt der Waffen-SS
Weimar

Weimar-Buchenwald, den 25.Mai 1944

Az.: 14 R /5.44 - Sch./Wi.

Betreff: Entfernung vom Zahngold bei Häftlingen.
Bezug : Befehl RF-SS v.23.9.40, dort.Geh.Tg.B.Nr.941/42 v.23.12.42, D I 1 Az.: 14 c /9/Ot.U.

An das
SS-Wirtschafts-Verwaltungshauptamt
Amtsgruppe D - Konzentrationslager
Oranienburg

Laut obigem Befehl wurde im Laufe des Monats Mai 1944 von verstorbenen Häftlingen in 30 Fällen

241,45 g Edelmetall (Gold)

entnommen. Diese Menge wurde dem hiesigen Verwaltungsführer gegen Quittung abgeliefert. Ein entsprechender Vermerk in den jeweiligen Häftlingsakten ist erfolgt.

Der Standortarzt der Waffen-SS Weimar

SS-Hauptsturmführer d.R.

Nrl. an:
Chef des Amtes D III, Oranienburg,
Lagerkommandant K.L. Buchenwald und
Verwaltungsführer K.L. Buchenwald.

D 93 Bericht über Entfernung von Zahngold bei toten Häftlingen im KL Buchenwald

Le médecin des Waffen SS
de la place de Weimar.

Weimar-Buchenwald, le 25 mai I944

R/ AS: I4 /5.44- Sch./ Wi.

concerne: Récupération de l(or dentaire des détenus.
Ref.: Ordre du Reich Fuhrer SS du 23.9.40 et du 23.I2.42
au service SS de l'économie
et de l'administration groupe D
C.C.d'Oranienburg

Sur la base de l'ordre mentionné ci-dessus, on a enlevé en mai I944 24I,45 gr.de métal précieux (or) pour 30 cas de détenus décédés. Cette quantité d'or a été remise au chef de l'administration locale. Une annotation, à ce sujet, a été faite sur les dossiers des détenus.
; Le médecin des Wffen SS de la place de Weimar.

Signature
SS Hauptsturmführer d.R.

Copie à : Chef du service D3 Oranienburg
Commandant du C.C.Buchenwald
Chef de l'administration du C.C.Bu [106]

[106] Cf. Schulz Wilhelm, *Zur Organisation* ..., op. cit., 1989, p. 70.

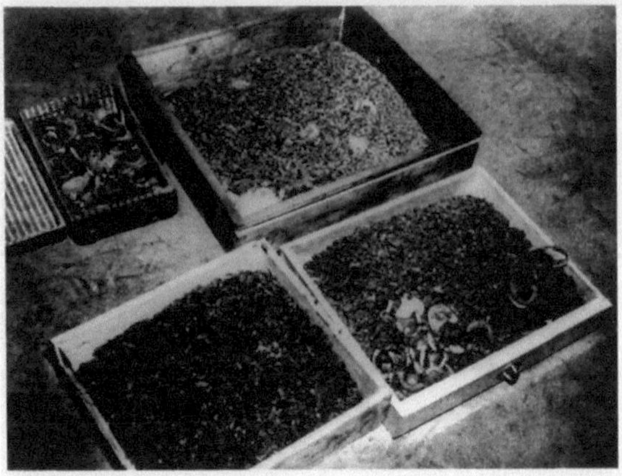

Caisses d'or dentaire retrouvées à la libération du camp de Buchenwald[107].

Au mois de mars et avril 1944, il a été déclaré comme ayant été récupéré au camp de Buchenwald[108] (et ses kommandos ?), 1 191,545 g d'or dentaire, 2 bridges dentaires et 5 couronnes dentaires.

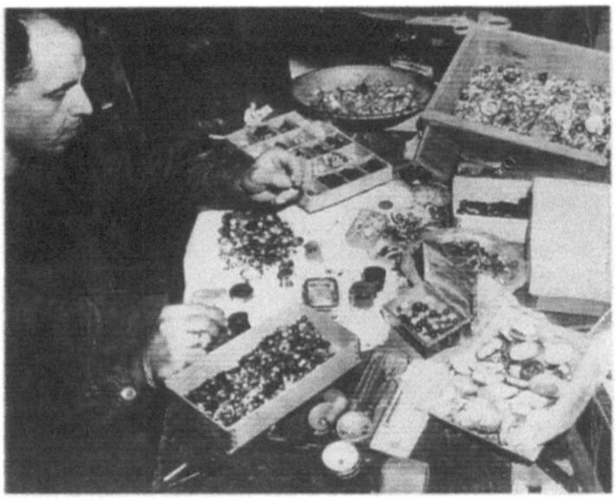

Après la libération du camp de Buchenwald[109], des experts joailliers examinent les objets précieux abandonnés par les SS et notamment, les dents en or récupérés dans la bouche des morts.

Kommando : Schönebeck

M. A. Par..., survivant de Schönebeck[110], kommando de Buchenwald, se souvient que : « *Les prisonniers russes adoraient les couronnes en*

---

[107] Cf. C. D. J. C., 2002, photo XCVII-71, © C. D. J. C.

[108] Cf. Strzelecki Andrzej, 2000, p. 104.

[109] Cf. Häussermann Ekkhard, in Z.M., *Deutsche Zahnärzte 1933 bis 1945*, 1996 und 1997, p. 42.

[110] Cf. Bernadac Christian, *Les Victorieux*, Michel Lafon (éd.), Paris, 1994, p. 349.

or et étaient particulièrement fiers quand ils pouvaient exhiber des dents recouvertes de ce métal... Ne pouvant pas se procurer de l'or, ils récupéraient les culots (en cuivre ou en laiton) de fusibles qu'ils volaient à l'usine de Dora, et s'entendaient - selon quelles tractations ? - avec un dentiste pour qu'il leur recouvre leurs dents. » M.Gottschalk, président de l'Association des Déportés Allemands en RFA (1975), a confirmé cette histoire en précisant que ces dents devenaient vite toutes vertes.

Kommando : Dora
Jean Michel[111] se rappelle que : *« Un jour, les SS nous convoquent à la morgue. Ils exigent que l'on arrache les dents en or des cadavres. On savait que cette pratique était courante. On savait même que si l'on avait un bridge en or, mieux valait ne pas le faire remarquer, car les SS donnaient l'ordre aux kapos d'exécuter le propriétaire. Cette collecte représentait plusieurs centaines de grammes d'or que les Allemands récupéraient. Dans cette morgue, règne une odeur atroce (...). Un SS contrôle l'arrachage. Armé d'un burin, un déporté polonais ouvre la mâchoire des cadavres. Le SS vérifie s'il y a des dents en or. Si c'est le cas, le Polonais maniant tenaille et marteau défonce la mâchoire et arrache. Dès que l'opération est terminée, il pousse la charogne du pied et passe à un autre. C'est une scène d'abomination (...). C'est un cauchemar ! Les dents en or arrachées sont dans un coin. Sentinelle de l'horrible, le SS veille sur le butin. Nous sortons sans que l'ordre nous en soit donné. Le SS et le Polonais nous suivent. Nous refusons catégoriquement d'arracher ces dents. Plutôt retourner au tunnel ! Plutôt crever !*
Miraculeusement, le SS qui nous avait contraints à assister à l'opération pour nous édifier et nous apprendre à la pratiquer n'insiste pas. Quand nous sommes rentrés au cabinet dentaire, on était blême, vert. J'ai mis longtemps à ne pas me réveiller la nuit, en gémissant, en hurlant : je rêvais que j'étais à la place du Polonais. »

A Dora, en face de la morgue, dans une salle d'autopsie, sur ordre et en présence du dentiste SS, il m'est arrivé d'extraire d'une molaire cariée, un brillant de deux carats environ que le possesseur israélite y

[111] Cf. Michel Jean & Nucera Louis, *Dora*, J.-C. Lattès (éd.), Paris, 1975, pp. 124-226.

avait dissimulé. Nous n'avons jamais su si sa mort a été naturelle ou voulue[112].

Les frères Gaillot[113], prothésistes au cabinet dentaire de Dora témoignent que :

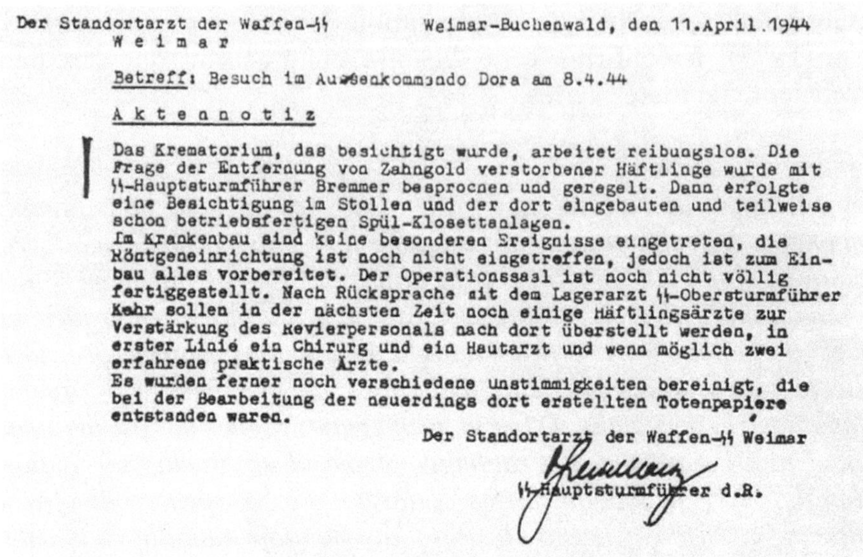
Der Standortarzt der Waffen-SS Weimar-Buchenwald, den 11.April 1944
W e i m a r

Betreff: Besuch im Außenkommando Dora am 8.4.44

A k t e n n o t i z

Das Krematorium, das besichtigt wurde, arbeitet reibungslos. Die Frage der Entfernung von Zahngold verstorbener Häftlinge wurde mit SS-Hauptsturmführer Bremmer besprochen und geregelt. Dann erfolgte eine Besichtigung im Stollen und der dort eingebauten und teilweise schon betriebsfertigen Spül-Klosettanlagen.
Im Krankenbau sind keine besonderen Ereignisse eingetreten, die Röntgeneinrichtung ist noch nicht eingetroffen, jedoch ist zum Einbau alles vorbereitet. Der Operationssaal ist noch nicht völlig fertiggestellt. Nach Rücksprache mit dem Lagerarzt SS-Obersturmführer Kehr sollen in der nächsten Zeit noch einige Häftlingsärzte zur Verstärkung des Revierpersonals nach dort überstellt werden, in erster Linie ein Chirurg und ein Hautarzt und wenn möglich zwei erfahrene praktische Ärzte.
Es wurden ferner noch verschiedene Unstimmigkeiten bereinigt, die bei der Bearbeitung der neuerdings dort erstellten Totenpapiere entstanden waren.

Der Standortarzt der Waffen-SS Weimar
SS-Hauptsturmführer d.R.

Le médecin de la Waffen-SS Weimar-Buchenwald, le 11 avril 1944
Objet : visite du kommando extérieur Dora[114], le 8 avril 1944
Note :
Le crématoire qui a été visité fonctionne sans problème. La question concernant le prélèvement de l'or dentaire sur les détenus morts a été évoquée et réglée avec le SS-Hauptsturmführer Bremmer. Puis, on fit une visite des galeries et des toilettes et salles de nettoyage qui, pour certaines, sont déjà en mesure de fonctionner.
Rien de spécial à signaler dans l'infirmerie, l'appareil de radiographie n'est pas encore arrivé, mais tout est prêt pour l'installer. La salle d'opérations n'est pas encore tout à fait achevée. Après accord avec le médecin du camp, le SS-Obersturmführer Kehr, il a été convenu que quelques détenus médecins allaient bientôt être envoyés à Dora, pour renforcer les effectifs de l'infirmerie, en premier lieu un chirurgien et un dermatologue, et, si possible, deux médecins généralistes.
On régla aussi quelques petits problèmes qui étaient apparus lors de la rédaction des certificats de décès à Dora.
Le médecin SS de garnison de la Waffen-SS
Weimar
SS-Hauptsturmführer de réserve

---

112 Cf. Riaud Xavier, *La pratique dentaire…*, op. cit., 2002, p. 185.

113 Cf. Gaillot Pierre & Jean, communication personnelle, 1995.

114 Cf. Kirchhoff Wolfgang, (Hrsg), *Zahnmedizin und Faschismus*, Verlag Arbeiterbewegung und Gesellschaftswissenschaft, Marburg, 1987, p. 100.

Kommando : Ellrich
Le Docteur René Maheu[115] n'a apparemment jamais fait d'extractions de dents en or. Les SS devaient les pratiquer sur les cadavres. Il apparaît que certains de ses camarades lui auraient demandé ce type d'extractions, l'or s'échangeant contre du pain. Il s'y est toujours refusé.

Kommando : Harzungen
M. Feyman[116] témoigne que : *« Au revier, certains membres du personnel (infirmiers, employés) procédaient à la récupération des dents en or, dès le décès et nous savions qu'un tel trafic existait dans ce domaine. Parfois, cela se passait aussi pendant le transfert des cadavres vers Dora pour incinération. »*

Kommando : Gandersheim
Robert Antelme[117], déporté à Gandersheim, a vu : *« Lucien était interprète. Il était devenu Vorarbeiter (chargé du contrôle du travail d'une équipe de détenus). Il trafiquait de l'or. On surveillait la bouche des copains. S'il y avait de l'or, Lucien proposait l'extraction contre du pain. Au revier, les morts étaient aussi dépouillés de leur or.*
Dans la chambre, un vieux Corse qui s'affaiblissait vite, avait une canine couronnée d'or, mais comme il lui restait peu de dents, il se demandait s'il devait sacrifier l'une de ses dernières pour avoir de la nourriture qu'il aurait ensuite du mal à mâcher. Il a beaucoup hésité et finalement, il s'est fait arracher la dent. Quelques jours après, à la pause du travail, à l'usine, on le voyait manger une soupe qu'il avait fait cuire la veille sur le poêle de la baraque.
« Félix avait passé au SS de la cuisine, l'or qu'il avait dans la bouche. En échange, il avait touché du pain et des patates en plus. Félix avait pu manger ainsi pendant un mois. Il avait grossi. »

---

[115] Cf. Maheu Alain, communication personnelle, 1999.
[116] Cf. Feyman, communication personnelle, 1995.
[117] Cf. Antelme Robert, *L'espèce humaine*, Gallimard (éd.), Paris, 1957, pp. 171, 200.

- *La prison de Minsk*

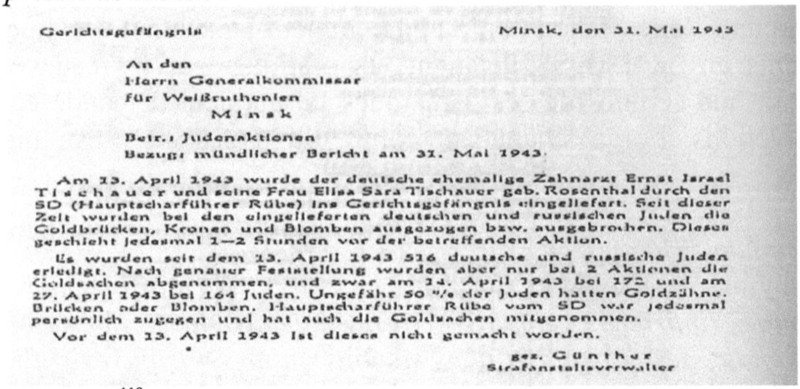

Gerichtsgefängnis Minsk, den 31. Mai 1943

An den
Herrn Generalkommissar
für Weißruthenien
Minsk

Betr.: Judenaktionen
Bezug: mündlicher Bericht am 31. Mai 1943.

Am 13. April 1943 wurde der deutsche ehemalige Zahnarzt Ernst Israel Tischauer und seine Frau Elisa Sara Tischauer geb. Rosenthal durch den SD (Hauptscharführer Rübe) ins Gerichtsgefängnis eingeliefert. Seit dieser Zeit wurden bei den eingelieferten deutschen und russischen Juden die Goldbrücken, Kronen und Blomben ausgezogen bzw. ausgebrochen. Dieses geschieht jedesmal 1—2 Stunden vor der betreffenden Aktion.

Es wurden seit dem 13. April 1943 516 deutsche und russische Juden erledigt. Nach genauer Feststellung wurden aber nur bei 2 Aktionen die Goldsachen abgenommen, und zwar am 14. April 1943 bei 172 und am 27. April 1943 bei 164 Juden. Ungefähr 50 % der Juden hatten Goldzähne, Brücken oder Blomben. Hauptscharführer Rübe vom SD war jedesmal persönlich zugegen und hat auch die Goldsachen mitgenommen.

Vor dem 13. April 1943 ist dieses nicht gemacht worden.

gez. Günther
Strafanstaltsverwalter

Prison du tribunal[118] Minsk, le 31 mai 1943
A Monsieur le commissaire général
pour la Biélorussie
Minsk
Sujet : actions juives
Référence : rapport oral du 31 mai 1943
Le 13 avril 1943, l'ancien dentiste allemand Ernst Israel Tischauer et sa femme Elisa Sara Tischauer, née Rosenthal, ont été emprisonnés à la prison du tribunal par le SD (Hauptscharführer Rübe).
Depuis lors, les bridges en or, couronnes et plombages ont été retirés (soit arrachés, soit brisés) sur les Juifs allemands et russes incarcérés. Cela se passe à chaque fois 1 à 2 heures avant l'action en question.
Depuis le 13 avril 1943, 516 Juifs allemands et russes ont été liquidés. Après vérification plus en détail, il s'avère que les objets en or n'ont été prélevés que lors de 2 actions : le 14.04. 1943 sur 178 Juifs et le 27.04.1943 sur 164 Juifs. Environ 50 % des Juifs avaient des dents en or, des bridges ou des plombages. Le Hauptscharführer Rübe du SD était à chaque fois présent personnellement et a emporté les objets en or.
Avant le 13.04.1943, cela n'avait pas eu lieu.
Signé : Günther
Administrateur de l'établissement pénitentiaire

- *Riga*

Riga est un camp de travail en Lettonie. Au mois de mars et avril 1944, il a été récupéré au camp de Riga, 402,22 g d'or dentaire[119].

---

[118] Cf. Schulz Wilhelm, *Zur Organisation* ..., op. cit., 1989, p. 71.
[119] Cf. Stzrelecki Andrzej, 2000, pp. 138-139.

Auschwitz et ses kommandos

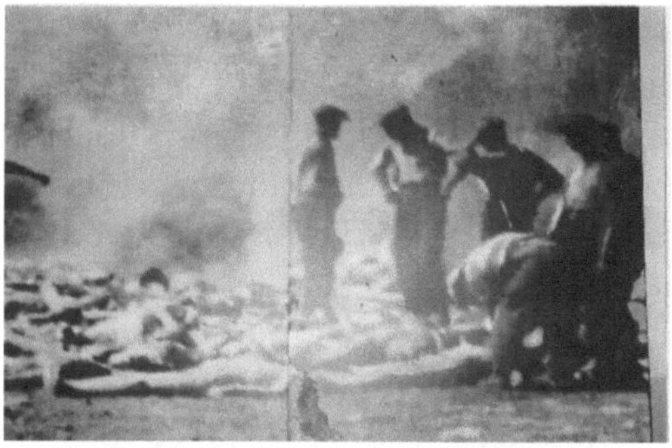

Récupération de l'or dentaire à la sortie d'une chambre à gaz d'Auschwitz[120] (photo clandestine).

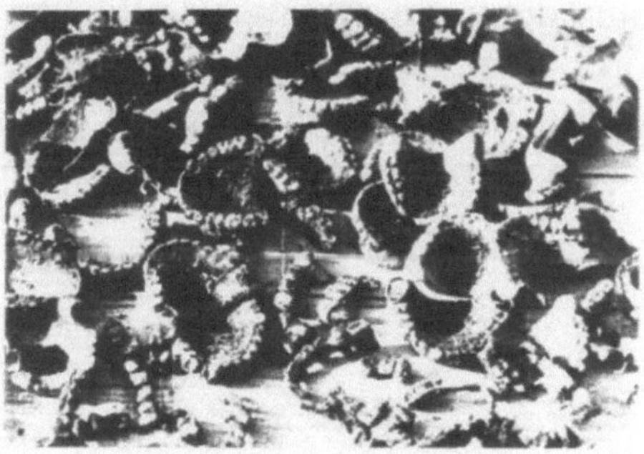

Dentiers d'Auschwitz récupérés à la sortie des chambres à gaz[121].

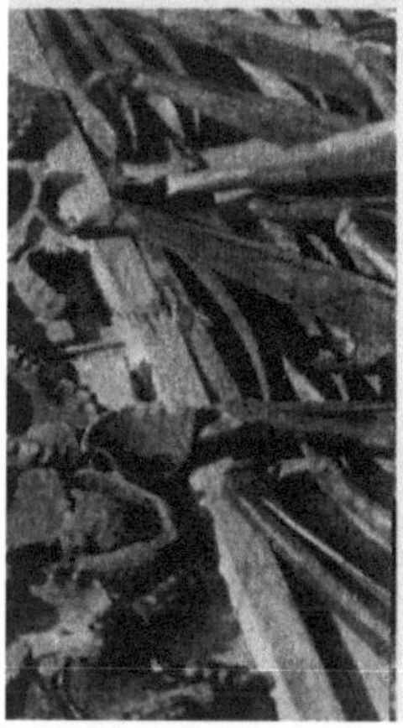

Daviers d'Auschwitz avec lesquels l'or dentaire était récupéré à la sortie des chambres à gaz dans la bouche des détenus morts[122].

---

[120] Cf. Panstwowe Muzeum Auschwitz, Pologne, 2004, © P. M. A.
[121] Cf. Centre Documentation Juive Contemporaine, Paris, 2002, photo MIX-1-6-15, © C. D. J. C.

Les fondeurs d'or à Birkenau s'appelaient Paul Katz, un Français, et Frantisek Feldmann[123], un Tchécoslovaque. Ils ont été assassinés fin 1944. D'après les déclarations du détenu F. Feldmann, 2 000 kg de « matériel » ont été fondus en barre entre 1943 et l'automne 1944 dans la fonderie. David Olère[124] a été le témoin privilégié de la récupération de l'or dentaire à la sortie des chambres à gaz d'Auschwitz. Olère témoigne également du local et du traitement de l'or dentaire ainsi récupéré à la fonderie d'or de Birkenau. En réalité, Katz est un juif polonais mécanicien dentiste. Il aurait témoigné au procès du Dr Frank, dentiste SS à Auschwitz, après la guerre.
Les membres du mouvement de résistance des détenus qui s'est développé dans le camp de concentration d'Auschwitz ont noté, au début 1944, que la direction SS a récupéré de 10 à 12 kg d'or par mois uniquement grâce aux dents des victimes de l'extermination de masse. Dans l'une des notes secrètes qui ont été envoyées en juin 1944 à l'extérieur du camp, la SS aurait récupéré le mois précédent 40 kg d'or et de métal blanc à partir des dents des juifs morts au camp.

---

122 Cf. Panstwowe Muzeum Auschwitz, 2001.
123 Cf. Strzelecki Andrzej, 2000, pp. 113-114
124 Cf. Olère Alexandre, *Un génocide en héritage*, Wern (éd.), Paris, 1998, pp. 119, 120.

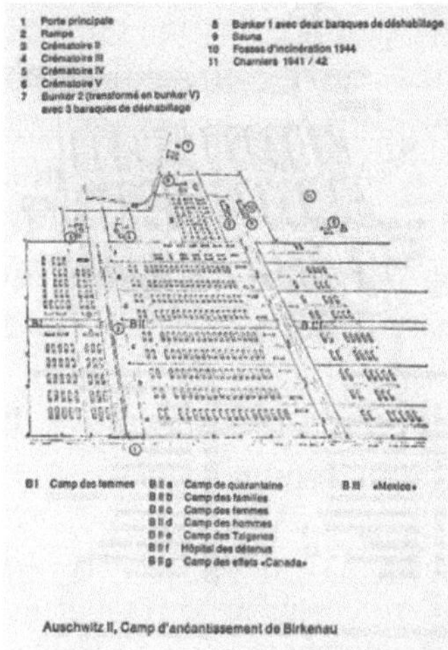

[125]

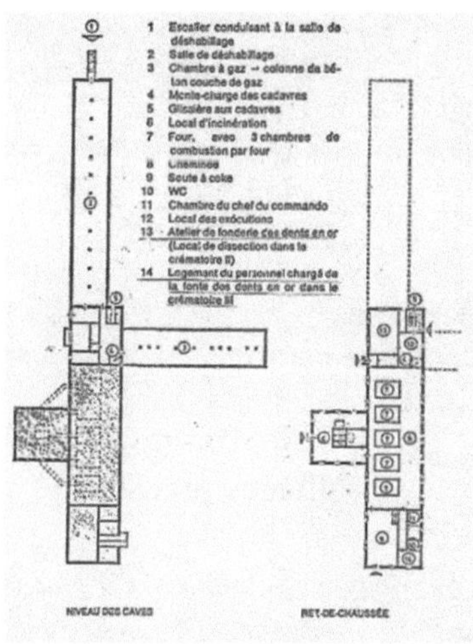

Plan des crématoires II et III de Birkenau[126].

[125] Cf. Müller Filip, *Trois ans dans une chambre à gaz d'Auschwitz*, Pygmalion/Gérard Watelet (éd.), Paris, 1980, p. 246.
Auschwitz est un camp gigantesque qui s'étend sur des centaines de kilomètres (d'hectares). Il a été créé en 1940. Auschwitz I est un camp de concentration. Auschwitz II est un camp d'extermination. Auschwitz III est un camp de travail (consacré à l'effort de guerre nazi).

[126] Cf. Müller Filip, *Trois ans*..., op. cit., 1980, p. 248.

En 1945, le juge d'instruction Jan Sehn et l'avocat Edward Pechalski ont examiné, sur la demande de la commission générale pour l'enquête sur les crimes nazis en Pologne[127], un ensemble de documents de plus de 2 900 fiches de récupération d'or dentaire après exécution des détenus, à Auschwitz. Ces documents concernaient principalement des hommes et très peu de femmes. Ces archives s'étendent de la deuxième moitié de mai jusqu'au début décembre 1942, soit environ 200 jours. Sur cette période donc, il a été récupéré 16 325 dents en or ou en alliages de métaux précieux chez 2 904 détenus décédés. Cette étude montre que, sur 2 904 détenus décédés, il y a un chiffre moyen de dents récupérées.

Tableau récapitulatif concernant 237 fiches de récupération de l'or dentaire au cabinet dentaire des détenus d'Auschwitz juste avant incinération[128].

Mois	Année	Nombre de fiches	Dents en alliages précieux	Dents en or
Mai	1942	162	337	452
Juin	1942	49	102	219
Juillet	1942	19	56	44
Août	1942	4	8	20
Sans date		3	—	5
TOTAL		237	503	740

Conclusion :
MOYENNE = 5,24 dents par fiche
1fiche = 1 individu mort représenté par son numéro de matricule au camp

Remarque :

n° matricule date	alliages précieux	or
30199 *21/05*		*3*
30199 *22/05*		*1*

Autrement dit, les corps subissaient un contrôle post-extractionnel afin de vérifier qu'il n'y avait aucun oubli. Si un oubli était constaté, le corps était mis de côté jusqu'au lendemain où d'autres extractions étaient faites jusqu'à ce que toutes les prothèses dentaires soient enlevées. Une fiche de récupération de l'or dentaire était émise pour le 1er jour d'extractions ainsi que pour le 2ème.

[127] Cf. Strzelecki Andrzej, 2000, p. 104.
[128] Cf. Panstwowe muzeum Auschwitz, 2002.

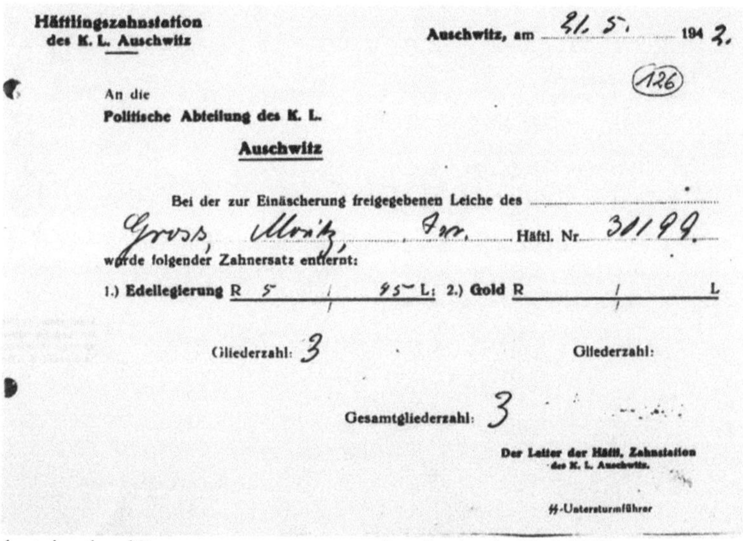

Häftlingszahnstation
des K. L. Auschwitz

Auschwitz, am 21. 5. 1942.

(126)

An die
Politische Abteilung des K. L.
Auschwitz

Bei der zur Einäscherung freigegebenen Leiche des
Gross, Moritz, Isr. Häftl. Nr. 31199.
wurde folgender Zahnersatz entfernt:

1.) Edellegierung R 5 / 45 L; 2.) Gold R / L

Gliederzahl: 3 Gliederzahl:

Gesamtgliederzahl: 3

Der Leiter der Häftl. Zahnstation
des K. L. Auschwitz.

SS-Untersturmführer

Cabinet dentaire des détenus Auschwitz, le 21.5.1942
Section politique du camp 126
Au cours de l'incinération du cadavre de :
Gross Moritz, détenu n° 30 199,
Il a été enlevé les dents artificielles suivantes :
1/ alliages précieux : droite 5 (haute) 45 (haute) gauche
nombre de pièces : 3
2/ or : /
nombre de pièces: /
Nombre total de pièces : 3
Le Chef de la station dentaire des détenus du camp d'Auschwitz[129]
SS-Untersturmführer

[129] Cf. Panstwowe muzeum Auschwitz, 2002.

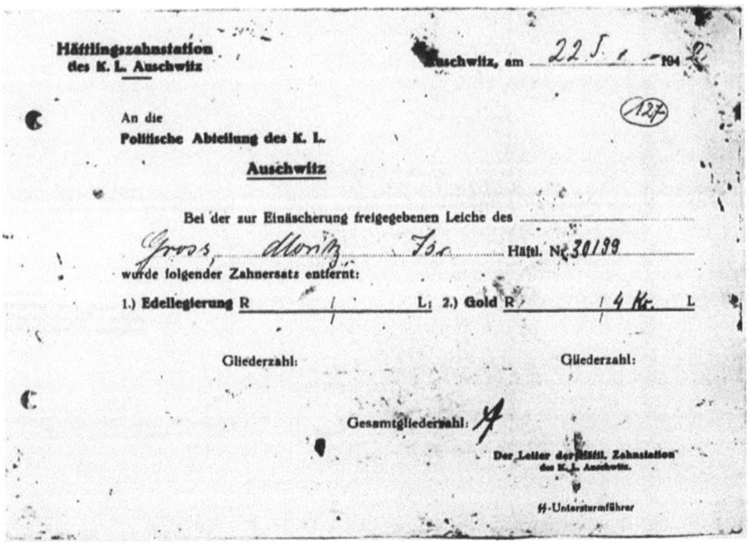

Häftlingszahnstation des K. L. Auschwitz

Auschwitz, am 22.5. 1942

127

An die
Politische Abteilung des K. L.
Auschwitz

Bei der zur Einäscherung freigegebenen Leiche des Gross, Moritz, Jsr. Häftl. Nr. 30199
wurde folgender Zahnersatz entfernt:

1.) Edellegierung R / L: 2.) Gold R / 1 4 Kr. L

Gliederzahl: / Gliederzahl: /

Gesamtgliederzahl: 1

Der Leiter der Häftl. Zahnstation des K. L. Auschwitz

SS-Untersturmführer

Cabinet dentaire des détenus Auschwitz, le 22.5.1942
Section politique du camp 127
Au cours de l'incinération du cadavre de :
Gross Moritz, détenu n° 30 199,
Il a été enlevé les dents artificielles suivantes :
1/ alliages précieux : /
nombre de pièces : /
2/ or : droite 4 couronne gauche
nombre de pièces : 1
Nombre total de pièces : 1
Le Chef de la station dentaire des détenus du camp d'Auschwitz[130]
SS-Untersturmführer

Un total de 1 353 fiches a été retrouvé à l'heure actuelle pour lesquelles 5 114 dents en or et 2 667 dents en alliages précieux ont été répertoriées.

Le plus souvent, les fiches de récupération d'or dentaire individuelle établie juste avant incinération du corps présente le même format que les 2 précédemment montrées.

[130] Cf. Panstwowe muzeum Auschwitz, 2002.

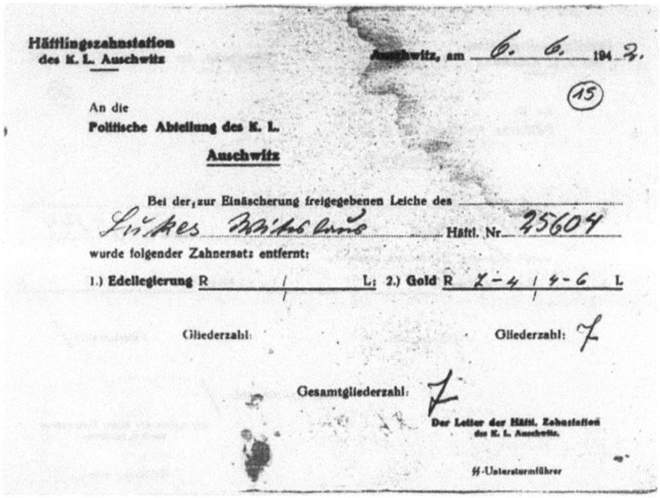

Häftlingszahnstation des K. L. Auschwitz

Auschwitz, am 6. 6. 1942.

An die Politische Abteilung des K. L. Auschwitz

Bei der zur Einäscherung freigegebenen Leiche des ... Häftl. Nr. 25604

wurde folgender Zahnersatz entfernt:

1.) Edellegierung R / L; 2.) Gold R 7-4 / 4-6 L

Gliederzahl: — Gliederzahl: 7

Gesamtgliederzahl: 7

Der Leiter der Häftl. Zahnstation des K. L. Auschwitz

SS-Untersturmführer

Ici, il a été récupéré 7 dents en or dans la bouche du corps du détenu 25 604 au 06.06.1942, au cabinet dentaire des détenus d'Auschwitz[131].

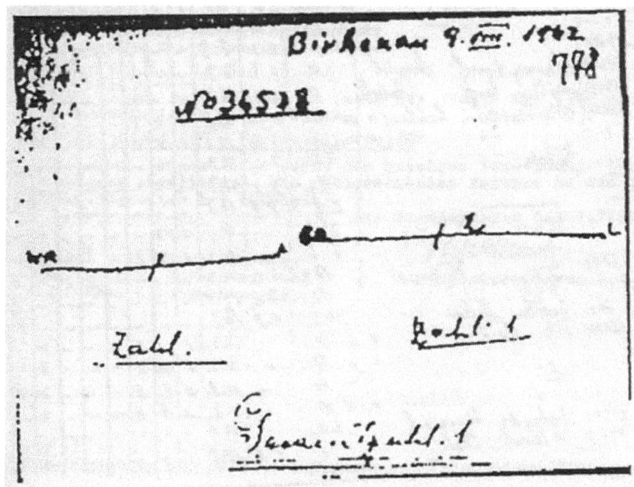

Birkenau 9. VIII. 1942

No 36538

Mais, il existe aussi des documents entièrement manuscrits comme celui-ci. Il a été récupéré 1 dent en or dans la bouche du détenu n° 36 538 au 09.08.1942 à Birkenau[132].

Mais, il y a aussi des fiches de récupération qui sont propres au dentiste en chef d'Auschwitz qui effectue ainsi « sa » récupération d'or dentaire. Cette fiche semble signifier que cette récupération n'était pas pour son usage propre.

[131] Cf. Panstwowe muzeum Auschwitz, 2002.

[132] Cf. Schulz Wilhelm, *Zur Organisation ...*, op. cit, 1989, p. 68.

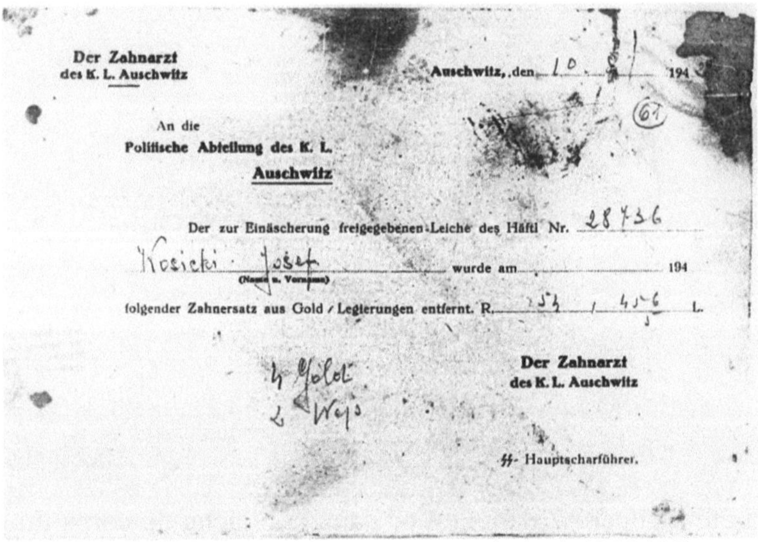
Der Zahnarzt
des K. L. Auschwitz

Auschwitz, den 10 8 194

(61)

An die
Politische Abteilung des K. L.
Auschwitz

Der zur Einäscherung freigegebenen Leiche des Häftl. Nr. 28736
Kosicki Josef (Name u. Vorname) wurde am ... 194
folgender Zahnersatz aus Gold / Legierungen entfernt. R. 54 / 456 L.
5

4 Gold
2 Wejs

Der Zahnarzt
des K. L. Auschwitz

SS-Hauptscharführer.

Le dentiste du camp d'Auschwitz Auschwitz, le 10.08.1942
Section politique du camp d'Auschwitz[133] 61
Au cours de l'incinération du cadavre de : Kosicki Josef, n° 28736 54 456
Il a été enlevé les dents artificielles suivantes or/ alliages précieux : droite gauche
5

4 or
2 alliages

Le dentiste du camp d'Auschwitz
SS-Hauptscharführer

[133] Cf. Panstwowe muzeum Auschwitz, 2002.

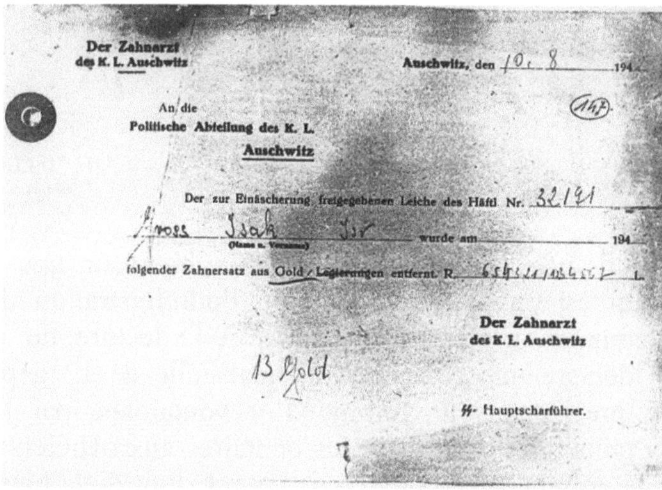
Der Zahnarzt
des K. L. Auschwitz

Auschwitz, den 10. 8. 194

(147)

An die
Politische Abteilung des K. L.
Auschwitz

Der zur Einäscherung freigegebenen Leiche des Häftl. Nr. 32191
Gross Isak Isr wurde am 194
(Name u. Vorname)
folgender Zahnersatz aus Gold / Legierungen entfernt. R. 654321/1234567 L.

Der Zahnarzt
des K. L. Auschwitz

13 Gold

SS-Hauptscharführer.

Le dentiste du camp d'Auschwitz — Auschwitz, le 10.08.1942
Section politique du camp d'Auschwitz[134] — 147
Au cours de l'incinération du cadavre de : Gross Isak, n° 32 191
Il a été enlevé les dents artificielles suivantes or/ alliages précieux :
654321 / 1234567
droite gauche
13 or

Le dentiste du camp d'Auschwitz
SS-Hauptscharführer

Et puis, il y a ce document étrange. On peut penser qu'il s'agit d'un bref récapitulatif comptable de fin de journée. Le mot *« Klammer »* est l'abréviation de *« Zahnklammer »* qui signifie *« appareil de correction dentaire »*. Cela laisse plutôt penser à un décompte de récupération de prothèses amovibles. Mais, alors que l'administration nazie possède un formulaire type pour la récupération de l'or dentaire chez un individu mort, pourquoi n'en aurait-elle pas pour la récupération de prothèses amovibles[135] ? Cela semble surprenant.

[134] Cf. Panstwowe muzeum Auschwitz, 2002.
[135] Cf. Panstwowe muzeum Auschwitz, 2002.
Je n'ai jamais eu entre les mains de formulaire de ce type spécifique aux prothèses amovibles. De plus, personne, à ma connaissance, n'en a jamais fait état. Cela ne veut pas dire cependant que cela n'a pas existé.

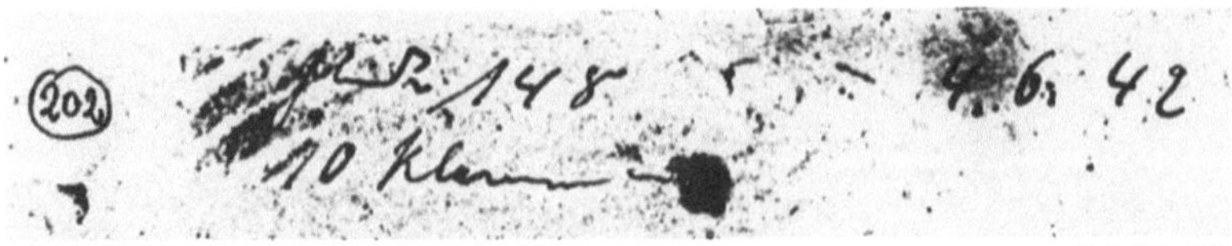

148 râteliers (?) 04.06.1942
10 appareils de correction dentaire

Après les quittances individuelles, il y a bien sûr une quittance mensuelle qui est envoyée avec l'or à l'administration de Berlin. Toutefois, comme on peut le constater à la lecture du document suivant qui déclare une récupération mensuelle de 12 g pour mars 1944, il ne précise pas le volume d'or ponctionné par le cabinet dentaire SS pour faire des prothèses dentaires aux officiers SS. Il ne précise pas le volume d'or volé à tous les échelons de la hiérarchie du camp tant SS que détenue et le vol est absolument partout. La valeur d'une dent en or est considérable pour un prisonnier qui peut en l'échangeant améliorer son quotidien alimentaire de façon extrêmement substantielle. Enfin, si l'on se réfère aux 162 fiches du mois de mai 1942 en ma possession précédemment étudiées et qu'on admet qu'une couronne dentaire de l'époque n'excède pas 3 à 4 g, on ne peut conclure qu'à une chose : 12 g pour le camp d'Auschwitz qui présente en son sein environ 100 000 détenus, au mois de mars 1944 où les chambres à gaz fonctionnent à plein volume, est un chiffre aberrant qui ne laisse aucun doute subsister quant aux multitudes de vols d'or dentaire dans ce camp.
En effet, selon un rapport du mouvement de résistance des détenus du camp d'Auschwitz, 30 % de cet or a échappé complètement au contrôle des nazis[136].

[136] Cf. Strzelecki Andrzej, 2000, p. 114.

Verwaltung
Konzentrationslager Auschwitz

Auschwitz O.-S., den 30. März 1944

GEV Az.: IVa 3/67b(14 KL-4)3.44./Kr/J.

[illegible stamp] Eing. 31 MRZ 1944

Geh.Tgb.Nr. 11/44 geh.Kdo. Geheime Kommandosache!

Betr.: Nachlaß verstorbener Häftlinge.
Bezug: Verfügung des SS-W.V.H.A., Berlin, A II/[illegible]
v.7.1.43.u.Verf.vom 22.3.42. A II/2a/42o/1/43 g.Kdos./3.43./
Ba/Kl.

An das
SS-Wirtschafts-Verwaltungshauptamt,
Amtsgruppe D,

O r a n i e n b u r g b.Bln.

Unter obiger Bezugnahme werden in der Anlage die beiden Inhaltsverzeichnisse für die heute mit Kurier nach dort abgehenden Wert- und sonstigen Gegenstände überreicht.

Anlagen: -2-

Der Leiter der Verwaltung
des Konzentrationslagers Auschwitz

SS-Obersturmbannführer

Konzentrationslager Auschwitz — Auschwitz, den 30. 3. 1944

An das SS-Wirtschafts-Verwaltungshauptamt, Amtsgruppe D Oranienburg/Berlin

abgelieferte Wertgegenstände:

Versilberte-Gegenstände:	....	15 Stck.
Metalle	Gold	1673,8 G.
	Silber	4367,1 "
	Dublee	699,6 "
Münzen	Silber	141,7 G.
Verschiedener-Zahnersatz	Gold	12,0 G.
Schmucksteine	Brillanten	1,8 G.
	Perlen	6,4 "
	Edel- Halbedelsteine	65,5 "
	Korallen	59,6 "
Postsparbuch Nr. 9 876 152	über	150.-- RM.
Banksparbuch der Nordiska-Föreningsbanken, Helsingfors		[illegible]

Devisen	Zloty	124.940.--
	Rubel	20.415.--
	Karbowanez	15.577.--
	Tsch. Kronen	567.--
	Belg. Franken	828,10
	Franz. Franken	172,50
	U.S.A. Dollar	5.--
	Rum. Lei	1.858.--

Der Leiter der Verwaltung
des Konzentrationslager Auschwitz

SS-Obersturmbannführer

administration du KZ d'Auschwitz — Auschwitz le 30/03/44

concernant l'héritage des détenus décédés — les objets secrets du commandement!

relatif au decret du SS N.V.H.A. de Berlin A II/20/12.......

pour le haut ministère de l'administration et de l'économie SS, groupe du ministère D

Oranienbourg de Berlin

D'après les références ci-dessus, les deux index ci-joint sont présentés aujourd'hui au messager pour les choses et objets de valeurs vendus là-bas.

le directeur de l'administration du KZ d'Auschwitz

KZ d'Auschwitz — Auschwitz le 30/03/44

Pour le haut ministère SS de l'administration et de l'économie, groupe du ministère D, Oranienbourg/Berlin

les objets de valeurs livrés

objets en argent :		15 morceaux
métaux	or	1672.8 g
	argent	4367.1 g
	plaqué	699.6 g
pièces de monnaie	argent	141.7 g
différentes dents artificielles	or	12.0 g
perles à bijoux	diamants à facettes	1.8 g
	perles	6.4 g
	pierres precieuses	65.5 g
	coraux	69.6 g
livret de caisse d'épargne postal n.9876152		150 RM
livret de caisse d'épargne des banques nordiques		
devises/monnaies	zloty	124 940
	rouble	20 419
		15 577
	couronnes tchèques	567
	francs belges	828.10
	francs français	172.50
	dollar US	5
		1 858

Le directeur de l'administration du camp de concentration d'Auschwitz [137]

En 1942, le commandant SS de Birkenau a fait demander des médecins, dentistes, et infirmiers, menaçant de terribles représailles les détenus s'attribuant de faux diplômes[138]... 120 candidats se sont présentés. 30 d'entre eux ont été sélectionnés (parmi eux des non-

[137] Cf. Panstwowe muzeum Auschwitz, 2001.

[138] Cf. Riaud Xavier, *La pratique dentaire...*, op. cit., 2002, p. 128.

C'est Adolf Eichmann qui a remis en personne l'ordre de récupérer l'or dentaire des morts à Rudolf Höss, commandant d'Auschwitz (Cf. Hoess Rudolf, *Le commandant d'Auschwitz parle*, La Découverte (éd.), Paris, 2005, p. 228).

diplômés ont été admis, alors que d'authentiques praticiens ont été rejetés). Le travail consiste à examiner les bouches des cadavres sortant des chambres à gaz et à en extraire rapidement tout métal précieux qu'ils pourront découvrir sans aucune interruption, 12 heures durant.

Le Docteur Waitz de l'infirmerie de Buna a vu des musulmans[139] se faire arracher bridges et couronnes en or en échange d'un peu de pain[140]. Souvent, ils étaient dupés.

Le Docteur Miklos Nyiszli[141], médecin juif déporté, a été un des rares rescapés des crématoriums d'Auschwitz où il a été le témoin des massacres qui y ont été perpétrés : *« A la sortie des chambres à gaz, le kommando d'arracheurs de dents, composés de 8 hommes, se trouvent devant le four. Dans leurs mains, deux instruments. Dans une main, un levier, dans l'autre, les pinces à arracher les dents. Les morts sont couchés sur le dos, le visage tourné vers le plafond. Avec des leviers, les arracheurs de dents ouvrent leur mâchoire contractée ; à l'aide des pinces, ils arrachent ou brisent sans ménagement les dents en or, ainsi que les bridges ou autres appareils de prothèse. Cependant, les hommes de ce kommando sont tous d'excellents stomatologues et chirurgiens-dentistes. C'est comme tel que le Docteur Mengele les a invités à accomplir ces délicats travaux de stomatologie et de chirurgie dentaire. Ils espéraient une bonne situation dans leurs professions et se sont présentés volontairement. Ils ont échoué dans l'enfer du crématorium. Exactement comme moi.*

Les dents en or sont ramassées dans des seaux de zinc remplis d'acide sulfurique qui brûle les particules d'os ou de chair.

Les autres objets précieux qui se trouvent sur les morts tels que colliers, perles, alliances, et bagues sont ramassés dans une boîte fermée. (...) J'évalue à 8 ou 10 kg ce qui se ramasse quotidiennement

---

139 Nom donné dans les camps à des patients très malades, profondément dénutris, dans un état de faiblesse extrême.

140 Cf. Riaud Xavier, *La pratique dentaire…*, op. cit., 2002, p. 128.

141 Cf. Nyiszli Miklos, *Médecin à Auschwitz*, Famot (éd.), Genève, 1976, pp. 38-112 (traduit de l'allemand).
« Quant aux dents en or, c'étaient les dentistes de l'ambulance SS qui étaient chargés de les fondre et de les verser tous les mois à la direction centrale des services sanitaires. Même dans les dents plombées, on a parfois trouvé des pierres précieuses d'une valeur immense. » (Cf. Hoess Rudolf, *Le commandant…*, op. cit., 2005, p. 241).

dans le crématorium. Une fois cette corvée terminée, les cadavres sont incinérés en 20 minutes.

Aucun détenu n'a jamais vécu plus de 4 mois au sein des murs du crématorium. Ces hommes sont obligés de traîner les cadavres douloureux de leurs frères. Ils vivent dans le luxe et la mort. Leur table est couverte de nappes en brocard de soie lourde, d'assiettes en porcelaine de marque, de couverts en argent. Les mets sont variés et de grande qualité. Mais, l'alcool est là pour endormir, dans une bienveillante inconscience, les esprits torturés. »

Il se souvient de son premier repas au crématoire n°1 : *« Je me trouvais à côté du chef kapo, de l'ingénieur, du chauffeur en chef, du commandant du kommando des arracheurs de dents, et du chef de la fonderie d'or.*

Dans le crématoire n°2, on retrouve la même disposition que dans le n°1. Seule la salle qui, dans le n°1, sert à la dissection abrite ici une fonderie d'or.

C'est ici qu'aboutissent toutes les dents et prothèses en or qui ont été ramassées dans les 4 crématoriums, les bijoux, les monnaies d'or, les pierres précieuses... Trois orfèvres travaillent ici. Les dents et les objets en or fournis chaque jour par les 4 crématoriums, produisent après la fonte, entre 30 et 35 kg d'or pur.

La fonte s'effectue dans un creuset en graphite d'un diamètre d'environ 5 centimètres. Le poids d'un cylindre en or est de 140 grammes. Je le sais exactement pour l'avoir pesé sur la balance de précision de la salle de dissection. »

« Tous les vendredis, un officier supérieur SS vient chercher l'or... »

« Les médecins qui enlèvent les dents des cadavres ne jettent pas tous les bridges dans le seau rempli d'acide sulfurique : une partie, plus ou moins importante, selon la surveillance des SS, va dans leurs poches. Il en va de même pour les bijoux, les pierres précieuses... C'est une opération très dangereuse, il y va de leur vie. Mais, c'est cet or qui rend leur vie plus supportable. »

« Ainsi, l'unité d'échange est devenue le cylindre de 140 grammes. L'or s'en va dans la poche d'un homme du Sonderkommando jusqu'à la porte du crématorium. Il s'approche du garde SS et échange quelques mots avec ce dernier. Sur la voie ferrée travaille une équipe de 20 à 25 ouvriers polonais. Le chef d'équipe arrive sur un signe, avec un sac plié et en échange prend l'or enveloppé de papier. Le sac a franchi la porte et se trouve à présent dans le crématorium. Le

lendemain, le chef d'équipe prend une nouvelle commande. Pour permettre tout cela, le garde SS a bien entendu été soudoyé. L'or est procuré par un travail collectif et la répartition des marchandises échangées se fait sur les mêmes bases. Par la même voie, parvient tous les matins, le « Völkischer Beobachter », organe du gouvernement du III^ème^Reich, par un cheminot qui l'apporte. Pour cet « abonnement », il réclame un cylindre d'or, pour un mois. Je lis ce journal dans une cachette sûre, puis, je raconte les nouvelles du jour à un prisonnier préposé aux écritures, qui le transmet à ses compagnons. »

Les détenus ont utilisé une partie de cet or pour essayer d'organiser la révolte du Sonderkommando, qui s'est produite le 6 octobre 1944. Grâce à lui, ils ont pu se procurer quelques armes et, sachant qu'ils allaient être exécutés ce jour-là, puisqu'ils arrivaient au bout des 4 mois, ils se sont mutinés. Les SS ont réglé le problème dans le sang et n'ont épargné personne[142].

Le témoignage de Filip Müller qui a vécu « *3 ans dans une chambre à gaz* » rejoint celui du Docteur Nyiszli, mais est différent par quelques points[143].

« Avant l'été 1942, à Auschwitz, (...) une fois les chambres à gaz ouvertes, et que Fischl ait nettoyé les grilles, le SS Stark a donné l'ordre de traîner les corps nus vers les 6 fours qui étaient allumés. De son côté, Fischl allait d'un corps à l'autre et fourrageait dans les bouches avec une tige de fer pour rechercher les dentiers en or. Lorsqu'il en trouvait, il les arrachait avec une pince et les jetait dans une boîte en fer blanc. Puis, les morts devenaient la proie des flammes.

Une fonderie d'or a été créée au crématoire III, fin 1943. Deux dentistes juifs, Franz Feldmann de Trentschin Teplits, et Paul Katz, de Paris, ont été transférés du centre dentaire d'Auschwitz au four crématoire de Birkenau. Leur quartier était situé au rez-de-chaussée du crématoire III. Une pancarte accrochée à la porte de leur local portait une inscription en grosses lettres interdisant formellement l'entrée aux détenus et même aux SS.

[142] Cf. Riaud Xavier, *La pratique dentaire...*, op. cit., 2002, p. 139 ; cf. Poliakov Léon, *Auschwitz*, Julliard (éd.), Collection Archives, Paris, 1964.

[143] Cf. Riaud Xavier, *La pratique dentaire...*, op. cit., 2002, p. 139 ; cf. Poliakov Léon, 1964.

C'est derrière cette porte qu'étaient ouvertes des caisses en bois pleines de dentiers en or ayant appartenu aux victimes des chambres à gaz. On débarrassait les dents en or des fragments de chair et d'os qui pouvaient encore y adhérer, en les trempant dans un bain d'acide chlorhydrique. Le métal était fondu dans des moules en graphite et formé en barres d'un poids déterminé. Tous les 15 jours, une ambulance venait prendre livraison de l'or récupéré. 5 à 10 kg étaient ainsi fondus chaque jour pour le trésor de la Reichsbank.
Les boîtes en fer blanc utilisées pour déposer les bridges, couronnes ou appareils en or des personnes gazées avant crémation, pouvaient être des boîtes ayant anciennement contenu du Zyklon B. »
Filip Müller témoigne que l'équipe de jour composée d'environ 140 détenus travaillait dans le secteur des crématoires IV et V[144]. Environ 25 porteurs de cadavres étaient occupés à évacuer les corps des 3 chambres à gaz du crématoire V et à les traîner jusqu'aux fosses. 10 dentistes et coiffeurs étaient chargés d'enlever les dents en or, les objets précieux dissimulés dans les parties intimes des corps et de couper les cheveux des femmes.
25 autres porteurs de cadavres devaient entasser les morts dans des fosses sur trois couches au-dessus du combustible, pour y être brûlés.
La répartition du travail de l'équipe de nuit était semblable à celle de l'équipe de jour. L'effectif en était la plupart du temps réduit de moitié. L'extermination du énième Sonderkommando vit l'exécution des deux dentistes Feldmann et Katz.
On peut supposer, compte tenu des petites différences entre les divers témoignages, qu'à la fin des chambres à gaz et crématoires d'Auschwitz, plusieurs services de fonderie de l'or y existaient.
« A Birkenau, en été 1943, chaque jour, des détenus venaient nous proposer des cigarettes, et de l'alcool, contre des brillants, des dollars, des montres, des dentiers en or et autres objets de valeur recueillis après les opérations de gazage. » Ainsi, s'est monté un véritable trafic de valeurs. Pour survivre.
« Nos conditions matérielles de vie se dégradaient de jour en jour. Les sentinelles SS en service en deçà du réseau de barbelés dans le secteur du crématoire avaient beau nous solliciter de plus en plus souvent et nous proposer toutes sortes de denrées ainsi que du tabac, et de la vodka, nous n'avions plus rien à échanger.

[144] Cf. Müller Filip, *Trois ans…*, op. cit., 1980, pp. 101, 184-185, 228-230.

Une idée de génie de Fischer, un assistant du service de la dissection, est venue mettre un terme à la précarité de nos ressources. Il m'a proposé en effet d'organiser le trafic de cuivre jaune sur une échelle aussi grande que possible. Cela ne devait pas être difficile, car il y avait dans le magasin du crématoire V, une grande quantité d'ampoules dont les vis de filetage étaient fabriquées en cuivre jaune comme les douilles des lampes. Entre temps, Fischer avait confectionné quelques moulages destinés à la production de couronnes en or qu'il recouvrait suivant les règles de l'art d'une mince couche de cuivre jaune. Il martelait ensuite la matière et il retirait les couronnes des moulages. De mon côté, je n'avais plus qu'à remplir l'intérieur de la dent avec une masse visqueuse de plâtre, on pouvait croire qu'il s'agissait de véritables dents en or.
Après avoir fabriqué quelques fausses dents, je les ai emportées pour les remettre à un homme qui m'attendait à côté du réseau de barbelés. Toutes les sentinelles SS savaient parfaitement qu'un détenu du kommando spécial faisait du trafic de dents en or. Je me suis approché donc de la clôture avec précaution. J'ai été abordé par une sentinelle. N'étant séparé de lui que par les barbelés, je l'ai appâtée avec une poignée de fausses dents en or pour vérifier si sa convoitise n'était pas feinte. Il m'a tendu à travers les barbelés, un chapelet de saucisses, une boule de pain et quelques paquets de cigarettes. Je lui ai remis alors mes dents et suis revenu en courant au crématoire, quelque peu anxieux qu'il n'ait découvert immédiatement le pot aux roses. Je refermais la porte derrière moi avec soulagement. Personne ne viendrait plus contester le marché.
Lorsque le secret de la fabrication de nos dents a été éventé, il y a eu une véritable ruée sur le cuivre jaune, une « fièvre de l'or » qui n'a épargné personne. Il était inconcevable que l'essor de ce trafic ne se soit pas terminé par un fiasco. Les SS étaient pourtant encore à 100 lieues de se douter de notre ruse. Il est possible aussi que les acquéreurs de cet or, censé provenir d'un vol, n'aient pas osé pour cette raison, le montrer à des tiers pour expertise. Nous devions ainsi à l'idée géniale de Fischer, un adoucissement notable de nos pénibles conditions d'existence au kommando spécial[145]*. »*
Roman Szuskiewicz au 9ème jour du procès de Rudolf Höss, le 20 mars 1947, témoigne que : *« Ce qui advenaient des dents en or, nous le savions par nos collègues qui travaillaient dans le district SS. Plus de*

[145] Cf. Müller Filip, *Trois ans…*, op. cit., 1980, pp. 228-230.

20 kg d'or par mois étaient envoyés à Berlin. Nous savions aussi que les chefs SS et les hommes de la SS en contact avec la transformation de l'or, en accumulaient chez eux[146]*.* »

Herman Langbein, ancien secrétaire du médecin de garnison SS d'Auschwitz, écrit :

"Einmal im Monat diktierte mir der leitende SS-Zahnarzt regelmäßig einen Bericht. Der Text war feststehend und ganz kurz. Der ganze Bericht ging auf einen Halbbogen. Der Zahnarzt gab mir lediglich Monat für Monat die Zahl an, wieviel Gramm Zahngold nach Berlin abgeliefert worden war. Ich erinnere mich, daß einmal eine Monatsmeldung mehr als 18 Kilo schwer war. In keinem Monat ist sie meiner Erinnerung nach unter zehn Kilo gesunken (Anm.59). Man muß dabei berücksichtigen, daß vor der Ablieferung sicherlich von der SS viel Gold gestohlen worden ist, da ja praktisch keine Kontrollmöglichkeit bestand."[201]

« Une fois par mois, le dentiste en chef SS me dictait régulièrement un rapport. Le texte était fixé à l'avance et très court. Tout le rapport tenait en une demie page. Le dentiste m'indiquait seulement, mois par mois, combien de grammes d'or dentaire avaient été envoyés à Berlin. Je me souviens qu'une fois, le rapport indiquait que la masse dépassait les 18 kg. Jamais, si je me souviens bien, elle ne fut inférieure à 10 kg.[61] *Il faut prendre en considération, que lors des envois et livraisons, les SS ont certainement volé beaucoup d'or, car il n'y avait pratiquement aucune possibilité de contrôle. »* [147]

Initialement, la pièce où l'or dentaire était fondu se trouvait au premier étage de l'infirmerie SS, aux laboratoires dentaires dans les blocs 10 et 21 attenants. Les dents en or y sont livrées dans des caisses fermées provenant des crématoires, pourvues d'une fente reliée par un ressort à un clapet en métal de telle sorte qu'il est impossible de récupérer les objets se trouvant à l'intérieur et sont conservées dans une boîte en bois. Des détenus y nettoient et y classent les dents pour qu'elles soient réutilisées dans la fabrication de prothèses dentaires destinées aux SS, voire aux détenus allemands[148]. De temps en temps, un infirmier SS apporte son contenu à l'hôpital SS de Auschwitz, où les dents sont conservées jusqu'à leur envoi à Berlin. Fin 1943, la station dentaire est agrandie et transférée au rez-de-chaussée. La fonderie est transférée au crématoire II de Birkenau[149]. A partir de ce moment, l'or est prélevé sur les détenus dans le crématoire même.

Les dentistes SS ne prélèvent pas eux-mêmes les dents en or sur les détenus morts. Ils le prélèvent uniquement lorsqu'ils le découvrent sur les détenus au cours de soins dentaires normaux.

---

[146] Cf. Panstwowe Muzeum Auschwitz, 2003.

[147] Cf. Schulz Wilhelm, *Zur Organisation…*, op. cit., 1989, p. 71.

[148] Cf. Strzelecki Andrzej, 2000, pp. 105, 111-112.

[149] Cf. Schulz Wilhelm, *Zur Organisation…*, op. cit., 1989, pp. 69, 71, 72.

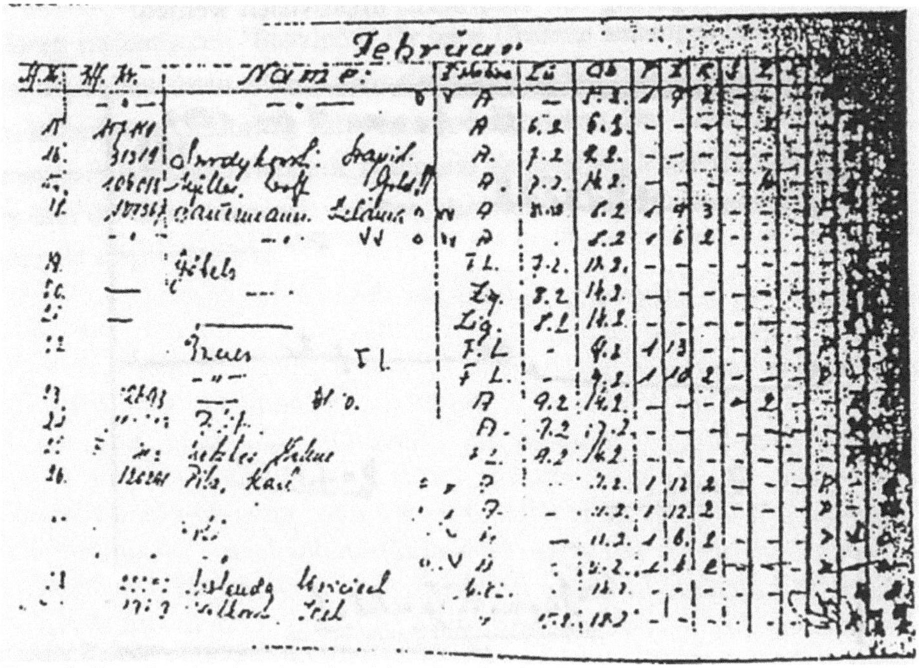

Page du livre de soins dentaires du cabinet dentaire des détenus d'Auschwitz pour le mois de février 1944. On voit la remarque « or ! » derrière le nom du détenu Wolf Müller[150].

Le prélèvement de l'or dentaire ou d'autres métaux précieux de la bouche des cadavres incombe à des kommandos de détenus spécialement formés pour cette tâche. Ceux-ci sont normalement composés de dentistes, de mécaniciens dentaires ou de dentistes non diplômés détenus. Les dentistes SS n'ont pour seule tâche que celle de surveiller. Souvent, cette dernière n'est pas exécutée par eux, mais par des subalternes. Les dentistes SS n'ont plus qu'à rassembler et à envoyer l'or dentaire.

A un ancien détenu d'Auschwitz, on a demandé lors du procès du même camp à Francfort, si un dentiste SS était toujours présent lors de la fonte de l'or dentaire. Voici sa réponse :

[150] Cf. Panstwowe muzeum Auschwitz, 2001.

"Die Goldzähne wurden von Häftlingen gezogen und in eine große Kiste gelegt. Anfangs machten das Häftlinge, die keine Zahntechniker waren, später, vielleicht Anfang 1943, sah ich einmal zwei neue Häftlinge, (...), die Zahntechniker waren. Sie sagten mir, sie kommen nur für eine bestimmte Zeit ins Krematorium. Ihr Chef* habe ihnen gesagt, sie kommen wieder zurück. Beide haben das tatsächlich auch geglaubt. Sie sind mit uns ins Krematorium II ausgerückt. (...) Eines Tages kam der Sanka mit dem Roten Kreuz, ich sah einen SS-Offizier aussteigen und die beiden sagten: "Der Chef ist hier!" (...) Beide haben die Goldbarren, in welche die Zähne eingeschmolzen wurden, diesem Chef gegeben."[205]

« Les dents en or étaient arrachées par des détenus et mises dans une grande caisse. Au début, des détenus qui n'étaient pas des mécaniciens dentaires le faisaient. Plus tard, peut-être début 1943, je vis deux nouveaux détenus (...), qui étaient mécaniciens dentaires. Ils me dirent qu'ils ne venaient au crématoire que pour une durée déterminée. Leur chef avait dit qu'ils en reviendraient. Ils y ont vraiment cru tous les deux. Ils ont œuvré avec nous au crématoire II. (...) Un jour arriva le Sanka (= Sanitätskraftwagen[151] = ambulance militaire) frappé de la Croix Rouge, je vis un officier SS descendre et les deux me dirent : « Le chef est là ! » (...) Tous les deux ont donné, à ce chef, les lingots d'or obtenus à partir des dents fondues. »

Les détenus employés au crématoire qui doivent prélever l'or dentaire sur les cadavres, sont aussi appelés *« Einäscherungs-Dentisten »*. Langbein[152] décrit la collecte de l'or dentaire de la manière suivante :

"Recht oft kommen auch die anderen Ärzte der Dienststelle zu mir, um zu diktieren. Der leitende Zahnarzt, SS-Hauptsturmführer Dr. Täuber, muß neben seinem Monatsbericht einen Geheimbericht schreiben, und den diktiert er jetzt auch mir, vielleicht denkt er sich gar nichts dabei, vielleicht macht er's deshalb, weil er erfahren hat, daß der Standortarzt mich auch Geheimsachen schreiben läßt.

Dieser Geheimbericht ist sehr kurz, er geht auf einen halben Bogen. Es wird nur die Menge des Goldes gemeldet, die im Berichtsmonat "angefallen" ist, wie der Fachausdruck lautet. Diesen März sind's 18,483 Kilo. Dieses Gold fällt so an: Bevor die Leichen der Vergasten ins Krematorium gefahren werden - von den Gaskammern führen Loren zum Krematorium - werden ihnen die Goldzähne herausgerissen. Jüdische Häftlingen müssen das unter Aufsicht eines SS'lers machen, eines Oberscharführers, der als Assistent bei der Zahnstation des SS-Reviers Dienst macht (...)"[207](Anm.62).

---

[151] Cf. Feral Thierry, *Le national-socialisme : vocabulaire et chronologie*, L'Harmattan (éd.), Collection Allemagne d'hier et d'aujourd'hui, Paris, 1998, p. 109.

[152] Cf. Schulz Wilhelm, *Zur Organisation...*, op. cit., 1989, pp. 72, 73.

« Dentistes crémateurs ».

« Très souvent, d'autres médecins du service viennent me dicter des choses. Le dentiste en chef, le SS-Hauptsturmführer Dr. Tauber, doit écrire un rapport secret en plus de son rapport mensuel. Il me le dicte aussi, peut-être ne réfléchit-il pas en faisant cela, ou peut-être le fait-il, parce qu'il a appris que le médecin de garnison me dicte des choses secrètes.
Ce rapport secret est très court, il tient en une demi-feuille. Il n'indique que la quantité d'or « consignée » dans le rapport mensuel, selon l'expression technique. Ce mois de mars, ce sont 18,483 kg. Cet or est obtenu de la manière suivante : avant que les cadavres des gazés soient menés au crématoire – des wagonnets mènent des chambres à gaz au crématoire –, on leur prélève les dents en or. Des détenus juifs sont contraints de le faire sous la surveillance d'un SS, un Oberscharführer, qui est un assistant à la station dentaire de l'infirmerie SS. (...) »

D'après Schulz[153], il y aurait eu environ 250 kg d'or dentaire récupéré dans le complexe concentrationnaire d'Auschwitz.
A l'été 1944, point culminant de l'extermination de masse, 40 détenus sont affectés à la récupération de l'or dentaire à Birkenau[154].
Au départ, les dentistes SS s'occupent de la fonte des couronnes dentaires en barres dans la station dentaire SS. Les dents y sont transportées dans des boîtes fermées. Chaque boîte a une ouverture spéciale avec un rabattant en tôle attaché par un ressort pour qu'on ne puisse pas sortir ce qui est à l'intérieur.
Les dents en métal sont transportées en quantités importantes des crématoires vers la station dentaire et plus particulièrement vers les laboratoires de prothèses dentaires des blocs 10 et 21.
Les détenus employés là-bas nettoient et trient les dents. Ils les préparent aussi à l'utilisation. Pour nettoyer les dents des restes d'os et de viande, ils les jettent dans des seaux d'acide chlorhydrique. Puis, l'or est coulé en barres de 1 à 1,5 kg ou en rondelles de 140 g.
L'or est ensuite envoyé à la kommandantur du camp et de là, est envoyé au service économique de la SS à Berlin (SS-WVHA).
Mais, il peut être utilisé pour faire des prothèses dentaires pour les hommes de la SS.

---

153 Cf. Schulz Wilhelm, *Zur Organisation…*, 1989, pp. 72, 73.
154 Cf. Strzelecki Andrzej, 2000, pp. 110, 112.
« Ouvriers de l'or ».

En 1943, un laboratoire spécial pour la fonte en barres des dents en or (*Goldarbeiter*), est construit à Birkenau, au crématoire III. L'or y est fondu à l'aide d'une lampe à souder dans des creusets en graphite. Une pancarte est mise sur la porte du local qui en interdit l'entrée aux détenus ainsi qu'aux SS.
Un dentiste détenu à Auschwitz[155] raconte le déroulement des opérations à l'ouverture des portes d'une chambre à gaz :

« En fait, je n'ai rien à chercher ici-bas. Je ne suis descendu chez les morts que parce que je me suis senti obligé envers mon peuple et le monde entier, de témoigner en tant que témoin oculaire, de toute l'horrible vérité du camp de concentration d'Auschwitz et de ses crématoires, si par hasard j'en réchappais. Le kommando spécial se place en cercle autour de la montagne de cadavres et l'asperge avec un jet d'eau puissant. C'est indispensable parce que lors de la mort par gaz, le dernier réflexe du corps provoque le vidage de l'intestin. Chaque mort est souillé. Puis, on sépare les corps crispés les uns des autres. On noue des cordes autour des poignets et on tire les morts rendus glissants par l'eau jusqu'à l'ascenseur. Dans la pièce suivante, il y a 4 monte-charges. Chacun peut contenir de 20 à 25 corps. Quand le monte-charge est prêt, une sonnerie avertit le détenu qu'il peut monter dans la salle de crémation. Les grandes portes s'ouvrent automatiquement. Le kommando chargé de porter les corps attend déjà. De nouveau, on passe une cordelette autour des poignets des corps. On les traîne sur le béton dans un corridor destiné spécialement à cela jusque devant le four. Le sang se mélange à l'eau qui coule des robinets. C'est l'heure du recyclage. Le kommando des arracheurs de dents attend devant le four. Il est formé de 8 hommes. Dans une main, ils ont une pince monseigneur et dans l'autre, une pince pour arracher les dents. On tourne les morts, visages vers le haut. On leur ouvre la bouche et on leur arrache toutes les prothèses dentaires en or. On travaille vite et sans ménagement. On casse les dents si on ne peut les arracher. Pourtant, les hommes de ce kommando sont tous d'excellents dentistes et chirurgiens-dentistes. Le Dr Mengele a bien précisé que seuls des spécialistes de première classe pouvaient se présenter ici. Et ils sont venus, car ils espéraient avoir un travail en rapport avec leur métier, comme moi. On plonge

---

[155] Cf. Kirchhoff Wolfgang, (Hrsg), *Zahnmedizin und Faschismus*, Verlag Arbeiterbewegung und Gesellschaftswissenschaft, Marburg, 1987, pp. 105-106.

les dents en or dans un bain d'acide chlorhydrique. L'or pèse lourd. J'estime que 8 à 10 kg sont ainsi rassemblés chaque jour dans les crématoires. Naturellement, cela dépend des transports. Il y en a des pauvres et des riches selon l'endroit d'où ils viennent. Les transports en provenance de Hongrie sont complètement dévalisés lorsqu'ils arrivent sur la rampe vers les chambres à gaz. Les Juifs tchèques, hollandais et polonais ont pu sauver leurs objets en or et leurs devises, et les amener à Auschwitz.

Après que la dernière dent en or ait été enlevée, les corps sont envoyés au kommando de crémation. Trois par trois, ils sont déposés sur une plaque coulissante formée de lamelles d'acier. Les lourdes portes en fer s'ouvrent automatiquement. Au bout de 20 minutes, les corps sont brûlés. »

»Eigentlich habe ich hier unten nichts zu suchen. Ich bin zu den Toten nur hinuntergegangen, weil ich mich meinem Volk und der Welt gegenüber verpflichtet fühle, als Augenzeuge die ganze grauenvolle Wahrheit über das Konzentrationslager Auschwitz und seine Krematorien berichten zu können – wenn ein unvorhergesehener Zufall dazu führen sollte, daß ich gerettet werde.

Das Sonderkommando in seinen Gummistiefeln stellt sich rings um den Leichenberg auf und bespritzt ihn mit einem starken Wasserstrahl. Das muß sein, weil sich beim Gastod als letzte Reflexbewegung der Darm entleert. Jeder Tote ist beschmutzt.

Nach dem ›Baden‹ der Toten werden die verkrampften Leiber von einander gelöst. Eine furchtbare Arbeit, die das Sonderkommando nur in einem Zustand durchführen kann, der einer freiwilligen Aufgabe der eigenen Persönlichkeit gleichkommt und gleichzeitig von tiefster Verzweiflung begleitet ist. Um die im Todeskampf zusammengeballten Fäuste werden Riemen geschnallt, an denen man die vom Wasser glitschigen Toten zum Fahrstuhl schleift.

Im nächsten Raum sind vier große Lastenaufzüge. Man kann jeweils 20 bis 25 Tote hineinladen. Der Fahrstuhlführer wird durch ein Klingelzeichen benachrichtigt, wenn der Aufzug startbereit ist. Er fährt dann hinauf in den Verbrennungssaal des Krematoriums.

Die großen Türflügel öffnen sich automatisch. Das Schleppkommando wartet bereits.

Wieder wird eine Schlinge um die Handgelenke der Toten gelegt. Man schleift sie auf der eigens dafür eingerichteten Bahn den Betonboden entlang und lädt sie vor den Öfen ab.

Lange Reihen von Leichen: Alte, Junge und Kinder. Aus Nase, Mund und den Wunden, die während des Schleppens entstanden sind, fließt Blut. Es mischt sich mit dem Wasser, das aus den Hähnen tropft ...

Nun folgt die ›Auswertung‹. Menschenhaar ist ein wertvolles Material, da es sich gleichmäßig und unabhängig vom Feuchtigkeitsgehalt der Luft ausdehnt und wieder zusammenzieht. Es wurde wegen dieser seiner Eigenschaft häufig für den Auslösungsmechanismus von Zeitzünderbomben verwendet.

›Das Dritte Reich kennt keine Goldwährung. Unsere Währung ist die Arbeitskraft jedes einzelnen Volksgenossen!‹ Seit Bestehen des Naziregimes wird dieser Satz in die Welt hinausposaunt und in den Zeitungen verkündet. Was wir hier sehen, dürfte der Wahrheit wohl näherkommen:

Das aus acht Mann bestehende Kommando der Zahnzieher wartet vor den Öfen. In einer Hand haben sie ein Brecheisen, in der anderen eine Zange zum Zahnziehen. Man dreht die Toten mit dem Gesicht nach oben, öffnet ihren Mund und entfernt Goldzähne und Brücken.

Es geht rasch und schonungslos vor sich. Die Zähne werden herausgebrochen, nicht erst gezogen. Dabei sind die Männer dieses Kommandos durchwegs hervorragende Zahnärzte und Kieferchirurgen. Dr. Mengele hat ausdrücklich verlangt, daß sich hier nur erstklassige Spezialisten melden sollten. Und sie haben sich gemeldet, weil sie Arbeit in ihrem Beruf erhofften, so wie ich.

Die Goldzähne werden in ein Salzsäurebad gelegt, um die daran haftenden Fleisch- und Knochenreste wegzuätzen. Was man sonst noch an Gold- und Wertgegenständen an den Leichen findet – Perlen, Halsketten, Armbänder und Ringe –, wird in eine dafür bestimmte, fest verschlossene Kiste durch eine Öffnung im Deckel geworfen.

Gold wiegt schwer – ich schätze, daß sich in den Krematorien täglich acht bis zehn Kilo ansammeln. Natürlich hängt das von den Transporten ab. Es gibt arme und reiche, je nach dem, woher sie kommen.

Die Transporte aus Ungarn sind völlig ausgeplündert, wenn sie die Juden-Rampe betreten. Die holländischen, tschechischen und polnischen Juden, obwohl sie etliche Jahre im Ghetto gelebt haben, konnten ihre Goldgegenstände und Devisen retten und bis Auschwitz bringen ...

Nachdem der letzte Goldzahn herausgebrochen ist, kommen die Leichen zum Einäscherungskommando. Jeweils drei werden auf ein Schiebewerk aus Stahllamellen gelegt. Die schweren Eisentüren öffnen sich automatisch. Innerhalb von zwanzig Minuten sind die Leichen verbrannt.«[24]

Abschrift 26 September 1942

Geheime Kommandosache!

Chef A/Pr./B. 6. Ausfertigungen
Tgb. Nr. 050/42 geh.
V S 96/42 4. Ausfertigung

Betr.: Verwertung des Besitzes anlässlich der An- und Aussiedlung der Juden.

An den
Leiter des SS-Standortverwaltung Lublin.
Leiter der Verwaltung des K.L. Auschwitz.

Unbeschadet der im Laufe des Monats Oktober zu erwartenden Gesamtanordnung hinsichtlich Verwertung des beweglichen und unbeweglichen Besitzes der umgesiedelten Juden wird hinsichtlich des eingebrachten Gutes, das künftig in allen Anordnungen als Diebes-, Hehler- und Hamstergut zu bezeichnen ist, schon jetzt folgendes bestimmt:

1. a) Alle Barbeträge in deutschen Reichsbanknoten sind auf das Konto W.-V.-Hauptamt 158/1488 bei der Reichsbank Berlin-Schöneberg einzuzahlen.

b) Devisen (gemünzt oder ungemünzt), Edelmetalle, Schmuckstücke, Ganz- oder Halbedelsteine, Perlen, Zahngold und Bruchgold sind an das SS--Wirschafts-Verwaltungshauptamt abzuliefern. Dieses ist für sofortige Weiterleitungen an die deutsche Reichsbank verantwortlich.

c) Uhren jeder Art, Wecker, Füllfederhalter, Drehbleistifte, Rasierapparate für Hand- und elektr. Betrieb, Taschenmesser, Scheren, Taschenlampen, Brieftaschen und Geldbörsen werden durch das SS-W.-V.-Hauptamt in Spezialwerkstätten instandgesetzt, gereinigt und geschätzt, um dann raschestens der Fronttruppe zugeführt zu werden.
Die Abgabe an die Truppe erfolgt gegen Bezahlung durch die Marketendereien. Es sind 3–4 Preisklassen festzulegen und sicherzustellen, daß jeder Führer oder Mann höchstens eine Uhr kaufen kann. Ausgenommen vom Verkauf bleiben die goldenen Uhren, deren Verwertung ich mir vorbehalte. Die Gesamterlöse werden dem Reiche zugeführt.

d) Männerwäsche, Männerkleidung einschl. Schuhzeug ist zu sortieren und abzuschätzen. Nach Deckung des eigenen Bedarfs für K.L.-Insassen und ausnahmsweise für die Truppe ist die Abgabe an die Volksdeutsche Mittelstelle vorzunehmen. In jedem Falle ist der Erlös dem Reich zuzuführen.

e) Frauenkleidung, Frauenwäsche einschl. Fußbekleidung, Kinderkleidung und Kinderwäsche einschl. Schuhzeug ist an die Volksdeutsche Mittelstelle gegen Bezahlung abzugeben. Reinseidene Wäschestücke sind nach Anordnung des SS-W.-V.-Hauptamtes an das Reichswirtschaftsministerium abzugeben. Das gleiche gilt auch für die Wäsche zu d).

f) Federbetten, Steppdecken, Wolldecken, Anzugstoffe, Schals, Schirme, Stöcke, Thermosflaschen, Ohrenschützer, Kinderwagen, Kämme, Handtaschen, Ledergürtel, Einkaufstaschen, Tabakpfeifen, Sonnenbrillen, Spiegel, Bestecke, Rucksäcke, Koffer aus Leder und Kunststoffen sind an die Volksdeutsche Mittelstelle abzugeben. Die Frage der Entschädigung wird noch geregelt. Eigenbedarf an Steppdecken, Wolldecken, Thermosflaschen, Ohrenschützern, Kämmen, Bestecken und Rucksäcken kann von Lublin und Auschwitz gegen Vergütung aus Haushaltsmitteln entnommen werden.

g) Wäsche, wie Bettlaken, Bettbezüge, Kopfkissen, Handtücher, Wischtücher, Tischdecken, sind an die Volksdeutsche Mittelstelle gegen Bezahlung abzugeben.
Bettlacken, Bettbezüge, Handtücher, Wischtücher und Tischdecken können für den Bedarf der Truppe, gegen Vergütung aus Haushaltmitteln, herausgezogen werden.

h) Brillen und Augengläser in jeder Form sind an das Sanitätsamt zur Verwertung abzugeben. (Brillen mit Goldgestellen müssen ohne Gläser mit den Edelmetallen abgeliefert werden). Eine Abrechnung über die Brillen und Augengläser kann des geringen Wertes und der beschränkten Verwendungsfähigkeit wegen unterbleiben.

i) Edelpelze aller Art, verarbeitet und unverarbeitet, sind an das SS-W.-V.--Hauptamt abzuliefern.
Pelzwaren alle Art (Schafpelze, Hasen-, Kaninchenpelze usw.) sind unter Benachrichtigung des SS-W.-V.-Hauptamtes, Amt B II, an das Bekleidungswerk der Waffen-SS, Ravensbrück b. Fürstenberg (Mecklbg.) abzuliefern.

k) Alle unter Buchstabe d, e, f, aufgeführten Gegenstände, welche nur 1/5 oder 2/3 Tragewert besitzen oder überhaupt unbrauchbar sind, werden durch das SS-W.-V.-Hauptamt dem Reichswirtschaftsministerium zur Verwertung zugeführt.
Soweit Artikel anfallen, die unter b-i nicht enthalten sind, ist über deren Verwertung die Entscheidung des Chefs des SS-W.-V.-Hauptamtes einzuholen.

2. Alle Preise setzt das SS-W.-V.-Hauptamt fest, unter Beachtung gesetzlicher Richtpreise. Diese Festsetzung kann auch nachträglich stattfinden. Zeit- und personalraubende, kleinliche Wertfeststellungen können hierbei unterbleiben. Im allgemeinen sind Durchschnittsstückpreise festzusetzen, z. B. für eine gebrauchte Männerhose 3.–Mark, für eine Wolldecke 6.–Mark usw. Für die Ablieferung der unbrauchbaren Gegenstände an das Reichswirtschaftsministerium sind im allgemeinen Kilopreise zugrundezulegen.
Es ist streng darauf zu achten, daß bei allen zur Abgabe kommenden Kleidern und Überkleidern der Judenstern entfernt wird. Es sind ferner mit größtmöglichster Sorgfalt alle zur Abgabe kommenden Gegenstände auf versteckte und eingenähte Werte zu untersuchen.

I. V.
Frank
SS-Brigadeführer
und Generalmajor der Waffen-SS

Copie 26 septembre 1942

Affaire secrète de commando!

Chef A/Pr/ß. 6 exemplaires
Tbg. Nr. 050/42 secret
V S 96/42 4 exemplaires

Objet: récupération et utilisation des biens suite à l'établissement et à l'évacuation des Juifs.

Aux
Directeur de l'administration de la garnison SS de Lublin
Directeur de l'administration du camp de concentration d'Auschwitz

Nonobstant l'ordonnance générale prévue pour le courant du mois d'octobre, concernant la récupération des biens mobiles et immobiliers des Juifs déplacés, il a déjà été décidé la chose suivante en ce qui concerne les biens apportés, qui doivent à l'avenir être désignés dans toutes les ordonnances sous les termes de biens provenant de vols, de recel et de réserves :

1. a) Tous les montants liquide en billets de banque allemands de la Reichsbank doivent être virés sur le compte bancaire du WVHA nr. 158/488 auprès de la Reichsbank Berlin-Schöneberg.

   b) Les devises (sous forme de monnaie ou autre), les métaux précieux, les bijoux, les pierres précieuses ou semi-précieuses, les perles, l'or dentaire et les fragments d'or doivent être transmis au WVHA SS. Celui-ci est responsable de leur transmission immédiate à la Reichsbank allemande.

   c) Les montres de toutes sortes, les réveils, les stylos à encre, les porte-mines, les rasoirs à main et électriques, les couteaux de poche, les ciseaux, les lampes de poche, les portefeuilles et porte-monnaie doivent être remis à neuf, nettoyés et estimés dans des ateliers spéciaux sur ordre du WVHA, afin de pouvoir ensuite être au plus vite envoyés vers les troupes au front.
   La remise aux troupes est effectuée après paiement par les vivandiers. Trois ou quatre catégories de prix doivent être établies et on doit s'assurer que chaque chef ou homme ne puisse acheter qu'une seule montre. Les montres en or restent exclues de la vente. Je me réserve la décision quant à leur utilisation. Les gains totaux seront remis au Reich.

   d) Le linge pour homme, les sous-vêtements masculins y compris les chaussures doivent être triés et évalués. Après couverture du propre besoin des occupants du camp de concentration et exceptionnellement des troupes, ces objets doivent être remis à la Volksdeutsche Mittelstelle. En tous les cas, les gains reviennent au Reich.

   e) Les vêtements et sous-vêtements féminins, y compris les chaussures, les vêtements et sous-vêtements d'enfants, y compris les chaussures doivent être remis contre paiement à la Volksdeutsche Mittelstelle. Les vêtements en soie pure sont à remettre au ministère de l'administration du Reich en vertu de l'ordonnance du SS-WVHA. La même chose est valable pour les vêtements nommés au § d). [156]

[156] Cf. Panstwowe Muzeum Auschwitz, 2001.

f) Les couettes en plume, les couettes, les couvertures en laine, le tissu pour costumes, les écharpes, parapluies, cannes, bouteilles thermo, protège-oreilles, poussettes pour enfants, peignes, sacs à main, ceintures en cuir, sacs à provisions, pipes, lunettes de soleil, miroirs, couverts, sacs à dos, valises en cuir et en plastique doivent être remis à la Volksdeutsche Mittelstelle. La question de l'indemnisation sera réglée plus tard. Lublin et Auschwitz peuvent, contre un équivalent en fonds budgétaires, couvrir leur besoin propre en couettes, couvertures en laine, bouteilles thermo, protège-oreilles, peignes, couverts et sacs à dos.

g) Le linge, tel que draps, housses de couette, oreillers, serviettes de toilette, torchons, nappes sont à remettre à la Volksdeutsche Mittelstelle contre paiement.
Les draps, housses de couette, serviettes de toilette, torchons et nappes peuvent être réquisitionnés, contre équivalent en fonds budgétaires, pour le besoin des troupes.

h) Les lunettes et verres optiques sous quelques formes qu'ils soient doivent être remis au service sanitaire pour évaluation. (les lunettes à monture en or doivent être remises sans les verres en même temps que les métaux précieux) Un décompte concernant les lunettes et verres optiques n'est pas nécessaire en raison de leur faible valeur et des possibilités réduites de réutilisation.

i)Les fourrures précieuses de toutes sortes, transformées ou non, doivent être remises au SS-WVHA.
Les articles en fourrure de toutes sortes (fourrure d'agneau, de lapin, etc.) doivent être livrés, après en avoir informé le service B II du SS-WVHA, au service habillement de la Waffen-SS, Ravensbrück bei Fürstenberg.

k) Tous les objets répertoriés dans les § d, e, f, et dont la valeur n'est que du quart ou des deux tiers ou qui sont inutilisables, seront livrés par le SS WVHA au ministère de l'économie du Reich pour réutilisation.
La décision concernant l'utilisation d'objets non mentionnés dans les § b) à i) revient au chef du SS-WVHA.

2. Tous les prix sont fixés par le SS-WVHA, en considération des prix de référence fixés par la loi. Cette fixation peut également avoir lieu plus tard. Les estimations insignifiantes, dépensières en temps et en personnel, ne sont pas nécessaires. En règle générale, on fixera un prix moyen par article, par exemple, 3 mark pour un pantalon d'homme d'occasion, 6 mark pour une couverture en laine, etc. Les objets inutilisables seront livrés au ministère de l'économie du Reich au prix au kilo.
Il est absolument nécessaire de veiller à ce que l'étoile de David soit enlevée de tous les vêtements livrés. De plus, tous les objets remis doivent être examinés avec le plus grand soin afin de découvrir le cas échéant des biens cachés ou cousus.

Pour Frank
Chef de brigade SS et général de brigade de la Waffen-SS [157]

[157] Cf. Panstwowe Muzeum Auschwitz, 2001.

SS-Wirtschafts-Verwaltungshauptamt Oranienburg, d.19.Okt.1943.
Amtsgruppenchef D — Konzentrationslager
D IVa Az.: 14/4/10.43/Bu/Ba.
geh.Tgb.Nr.31/43 Geheim.
Betr.: Nachlass verstorbener Häftlinge
Bezug: Anordnungen vom 7.1.43 A II/2a/420/12.42/Ba/Scho.
22.3.42 A II/2/420–1/43 g. Kdos./3.43/Ba/KJ
23.7.43 D IVa/14/4/7.43/Bu/Ma.geh.12/43

An die
Lagerkommandanten der KL
mit je 1 Abdruck für die Leiter der Verwaltungen der KL.

Es besteht Veranlassung, nochmals auf die oben genannten Anordnungen hinzuweisen, wonach der nicht unterzubringende Nachlass, verstorbener oder entlassener Häftlinge sowie der Nachlass sämtlicher verstorbener polnischer und jüdischer Häftlinge (Volljuden, Gettojuden und Juden die in Mischehen gelebt haben, dabei sind die jüdischen Mischlinge I. und II. Grades nicht mit inbegriffen) wie folgt zu behandeln ist:

1./Bargeld.

Das Bargeld ist bei den Verwaltungen der KL wie bisher auf H 10 zu hinterlagen und zum 10.1., 10.4., 10.7. und 10.10. jeweils für das abgelaufene Vierteljahr an die Amtsgruppe D, Stadtsparkasse Oranienburg, Konto 426, zu überweisen.

2./Devisen, Gold, Silber und sonstige Wertgegenstände.

Die Bestände an Devisen, Gold, einschl. Zahngold, Silber, Uhrketten, Ringe, sowie sonstige Wertgegenstände sind dem SS-WVHA. — Amtsgruppe D — Oranienburg b. Berlin als Wertpacket zu übersenden. Die Verpackung hat zweifach zu erfolgen. Die Innenverpackung ist neutral zu halten (ohne jegliche Angabe über Herkunft und Absender) und ausserhalb mit einem Inhaltsverzeichnis ohne Absender zu versehen, damit die Sendung ohne Öffnung an die Reichsbank übergeben werden kann. Mit gesonderter Post ist unter „Geheime Kommandosache" an die obengenannte Anschrift ein weiteres Inhaltsverzeichnis zu übersenden. Der Versand hat an folgende Anschrift zu erfolgen:

„SS-Wirtschafts-Verwaltungshauptamt
Amtsgruppe D — Konzentrationslager
Chef der Verwaltung
Oranienburg/b.Berlin"

3./Sonstige Gegenstände:

Alle anderen Gegenstände einschliesslich Uhren jeglicher Art, sowie Brillen sind ebenfalls der Amtsgruppe D Oranienburg bei Berlin mit Inhaltsverzeichnis in einem besonderen Wertpacket unter gleicher Versandschrift wie bei Ziffer 2 zu übersenden.

Die in Ziff. 2 und 3 bezeichneten Nachlässe sind halbjährlich zum 1.10. und 1.4. jeden Jahres an die oben bezeichnete Dienstelle zu übersenden. Ich erwarte künftighin unbedingte Beachtung dieser Anordnung.

gez. Glücks
SS-Brigadeführer
u.Generalmajor der Waffen-SS

F.d.R.
/—/ Runge
SS-Sturmbannführer

Service général de l'administration et de l'économie SS Oranienburg, le 19.10.1943
SS-WVHA
Chef du groupe de services D – Camps de concentration[158]
DIV a Az : 14/4/10.43/Bu/Ba
Geh.Tgb Nr 31/43 SECRET
Objet : succession des détenus décédés

[158] Cf. Panstwowe Muzeum Auschwitz, 2001.

Référence : ordres du 7.01.1943
22.03.1943
23.07.1943

Aux commandants de camp des camps de concentration

Avec à chaque fois une copie pour les directeurs des administrations des camps de concentration

Il y a lieu d'attirer une nouvelle fois l'attention sur les ordonnances citées ci-dessus, selon lesquelles la succession des détenus décédés ou libérés ne pouvant être stockée, de même que la succession de tous les détenus décédés polonais et juifs (juifs à 100 %, juifs du ghetto et juifs ayant vécu en mariage mixte ; les métisses juifs du 1er et du 2nd degré ne sont pas pris en compte) sont à traiter de la manière suivante :

1- Argent liquide

L'argent liquide est à déposer auprès des administrations des camps de concentration, comme jusqu'à présent sur H10 et à virer à chaque fin de semestre, donc les 10.01, 10.04, 10.07 et 10.10, au groupe de services D, Stadtsparkasse Oranienburg, compte bancaire 426.

2- Devises, or, argent et autres objets de valeur

Les possessions en devises, or, y compris l'or dentaire, argent, chaînes de montre, bagues, ainsi que tout autre objet de valeur, sont à transmettre sous forme de colis à valeur déclarée au SS-WVHA – Groupe de services D, Oranienburg près de Berlin. L'empaquetage doit être effectué en deux temps. L'enveloppe intérieure doit être neutre (sans aucune indication ni de l'origine ni de l'expéditeur) et doit être pourvue à l'extérieur d'une description du contenu sans expéditeur, afin que le colis puisse être remis à la Reichsbank sans être ouvert.

Une autre description du contenu doit être envoyée à l'adresse citée ci-dessus par courrier spécial avec la mention « affaire secrète de kommando ».

L'envoi doit être adressé à l'adresse suivante :

SS-WVHA
Groupe de services D – Camp de concentration
Chef de l'administration Oranienburg/b. Berlin[159]

3- Autres objets

Tous les autres objets, y compris les montres de toutes sortes ainsi que les lunettes, doivent être également envoyés au Groupe de services D, Oranienburg bei Berlin, avec une description du contenu dans un colis à valeur déclarée spécial. L'adresse est la même que pour la rubrique 2.

Les objets décrits au § 2 et 3 doivent être envoyés deux fois par an les 1.10 et 1.04 au service désigné ci-dessus. J'attends à l'avenir un respect absolu de cet ordre.

Signé : Glücks
Chef de brigade SS et général de brigade de la Waffen-SS

[159] Cf. Panstwowe Muzeum Auschwitz, 2001.

Kommando : Auschwitz III - Fürstengrube
Bronek Jakubowicz a reçu l'ordre par le Dr König, dentiste SS, d'aller récupérer l'or dentaire dans la bouche des morts[160]. C'est avec dégoût qu'il s'exécute.
« La répugnance précède chacun de mes voyages à la morgue. Je n'ai jamais perdu ce sentiment quand j'allais dans cette petite pièce de 2,5 m sur 3 m. Quand j'ouvre la porte, une odeur de mort m'accueille. Aussi dur essayais-je et aussi fort prétendais-je ne pas m'en faire, je ne pouvais m'arrêter de trembler. Tant d'émotions me traversent. Je suis incapable de commencer la tâche qu'on m'a assignée. Je sors et marche autour du bâtiment. Quand j'y retourne, je me force à approcher du corps d'un homme d'âge moyen. Ses yeux à moitié ouverts me fixent, comme s'ils m'accusent du crime que je suis sur le point de commettre. Comme j'essaye de garder sa bouche ouverte, je sens sa peau glacée. Quand finalement, j'y parviens, ses maxillaires craquent et cela me fait peur. Chaque tour de l'ouvre-bouche fait naître un son perçant.
Quelquefois, je dois prétendre, en me parlant à moi-même, que ce que je fais est normal. Les instruments que j'utilise pour cette tâche sinistre, je les garde dans une boîte rouge. Tout le monde sait ce que je fais et personne ne trouve ça exceptionnel.
Maintenant, j'ai assez d'or pour les bridges et couronnes des soldats SS. Ce que je n'utilise pas, le Docteur König le reprend avec lui pour le camp principal. (...)
Un autre dentiste est venu pour surveiller le cabinet dentaire, le Docteur Schatz. Il n'a pas objecté que je continue de soigner les gardes. Ce dentiste a reçu l'ordre ainsi que les autres médecins d'effectuer le gazage des juifs dans des camions prévus à cet effet. « Il

---

[160] Cf. Jacobs Benjamin, *The Dentist of Auschwitz*, The University Press of Kentucky (ed.), Lexington, 1995, pp. 133-165.
Voir Rückerl Adalbert, *NS-Vernichtungslager im Spiegel deutscher Strafprozesse*, Deutscher Taschenbuch Verlag München, 1978, p. 273. L'auteur signale qu'il y avait la possibilité pour des membres de la SS, des fonctionnaires et des membres de la Wehrmacht d'acheter certains objets récupérés. Pour cela, ils devaient remplir un formulaire dans lequel était désigné l'objet souhaité et dans lequel il était garanti que celui qui faisait cette demande avait été depuis de longs mois sur une liste d'attente. Les bijoux, diamants, montres, objets en or et or dentaire étaient privilégiés. Toutes les couches sociales faisaient des demandes, depuis l'employé de bureau jusqu'à la femme d'un général. Il en résulte ainsi que tous les objets de valeur récupérés chez les détenus morts n'étaient pas remis régulièrement au SS-WVHA. Les chiffres officiels ne sont que des repères. Les estimations officieuses sont bien trop élevées.

montrait de la colère et du dégoût. » Je lui ai parlé de l'ordre que m'avait donné l'un de ces prédécesseurs de retirer l'or dentaire des détenus morts. J'ai espéré qu'il me dirait d'arrêter. Il ne l'a pas fait.(...)
Otto Moll est venu au cabinet et m'a demandé si je pouvais faire des bijoux. Je lui ai dit que mon adresse à faire des bijoux était inexistante, mais que je pensais qu'il devait sûrement y avoir un bijoutier dans le camp. J'en ai trouvé un, Simche Laufer, qui a commencé à travailler au laboratoire dentaire. Avec le nombre limité d'instruments de bijoutier que j'avais, il a réussi à faire fondre les 22 carats des dents en or des détenus morts, en bijoux de 18 carats or. Après avoir fragmenté et frappé l'or, il a créé d'élégantes épingles, bagues, broches et ce que Moll[161] *lui a ordonné de faire (une paire de manchettes en or). En récompense, il a eu un extra dans sa ration de soupe. (...) A la fin juillet 1944, je suis allé à la morgue. Je n'y avais pas été depuis des jours, et certains des corps étaient en train de se décomposer. Ils puaient tellement que je n'ai pas pu le supporter. J'ai décidé de partir et de ne pas y revenir. Cela a été la dernière fois que j'ai vu la morgue. »*

[161] Cf. Jacobs Benjamin, *The Dentist...*, op. cit., 1995, pp. 133-165.

Récupération camp par camp (d'extermination)

- *Lublin-Majdanek*

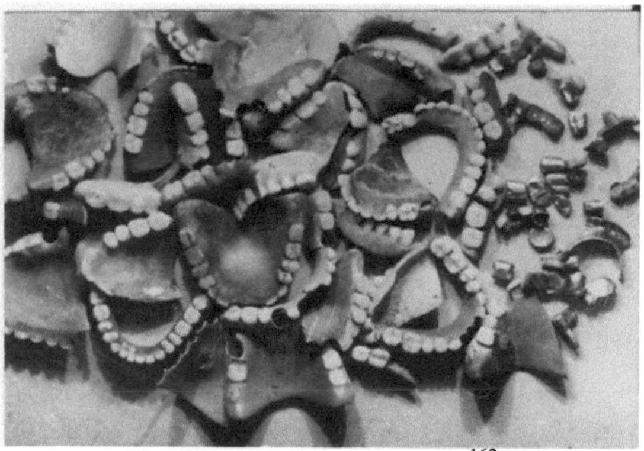

Dentiers de Lublin-Majdanek[162].

J'ai écrit au directeur du musée du camp de Lublin-Majdanek[163]. Voici sa réponse : *« Il n'y a pas d'ordre ou de rapport allemand qui donne des indications sur un cabinet dentaire ou sur des statistiques de récupération de l'or dentaire. La plus grosse part des documents allemands a été détruite par les SS peu de temps avant la libération du camp. Nous savons seulement que l'or dentaire enlevé de la bouche des prisonniers morts de Majdanek était envoyé dans les locaux responsables de l'Aktion « Reinhardt*[164] *» à Lublin ou à l'administration SS locale de la ville où le groupe de Juifs prisonniers coulait l'or dentaire en lingots d'or.*

Si l'on se réfère aux témoignages des survivants et aux déclarations du commandant du crématoire de Majdanek, on sait que la récupération de l'or dentaire était enregistrée au cabinet dentaire du

---

[162] Cf. Panstwowe Muzeum Na Majdanku, Lublin, Pologne, 2003, © P. M. N. M.

[163] Cf. Panstwowe Muzeum Na Majdanku, 2003.
N'oublions pas qu'Auschwitz-Birkenau fait partie des camps d'extermination.

[164] Action Reinhardt : nom générique donnée aux représailles exercées à l'encontre de la population tchèque (environ 1800 victimes) et à l'anéantissement par le général SS Globocnik (1904-1945) des Juifs du *« Gouvernement général »* (*Generalgouvernement*) de Pologne (environ 1 750 000 victimes) suite à l'attentat fin mai 1942, non loin de Prague, de Reinhardt Heydrich, né en 1904, responsable de la *Solution Finale* et administrateur de la Bohême-Moravie. Selon une note de Globocnik à Hitler en date du 4 novembre 1943, cette action se serait terminée le 19 octobre 1943. Elle aurait rapporté 178 045 960 R.M., soit 700 000 000 dollars actuels (Cf. Feral Thierry, *Le national-socialisme…*, op. cit., 1998, p. 18).

camp. Nous n'avons aucun détail concernant ladite station, excepté ce détail.
La personne de l'équipe SS responsable de cette récupération et de ce premier enregistrement était le chef du crématoire, le SS-Obersturmführer Erich Muhsfeldt. Très souvent, les prisonniers du camp l'ont vu assisté d'un détenu appelé par eux, « le Dentiste ». Ce dernier était responsable de la récupération de l'or dentaire dans la bouche des détenus morts. Nous ne savons pas son vrai nom. Il était juste un détenu avec un équipement dentaire spécifique et une boîte spéciale pour l'or dentaire. Comme nous le supposons, ce « dentiste » vivait avec les autres détenus du Sonderkommando et c'est pour cette raison que nous ignorons son identité.
Dans nos archives, nous avons des informations sur les deux dentistes SS de Majdanek. Le premier était le SS-Obersturmführer Karl Philipp Teodor Schütz, docteur en stomatologie. Il était le chef du cabinet dentaire du camp de Lublin de novembre 1941 jusqu'à novembre 1942. Pendant une courte période, il a été le dentiste du camp de Niederhagen-Wewelsburg. Après un mois, il est revenu à Majdanek et il y est resté jusqu'au 22 juillet 1943. Après la guerre, il a été condamné à 3 mois de prison.
Le deuxième responsable de la station dentaire de Lublin était le SS-Hauptsturmführer Alfred Kaiser, aussi docteur en stomatologie. Il a été transféré du camp de Buchenwald au camp de Majdanek. Il est resté à Majdanek jusqu'au 20 novembre 1943. Après, il est devenu le responsable du cabinet dentaire du camp de Neuengamme[165]*. Nous ne savons pas ce qu'il est advenu de lui après la guerre. »*
Le pillage des cadavres pour la seule région de Lublin-Majdanek[166] a rapporté la somme de 8 973 651 R.M.
Au camp de Majdanek, ils arrachent les dents des prisonniers à la recherche de diamants qu'ils disent pouvoir être cachés dans les dents cariées[167].

---

[165] Cf. Panstwowe Muzeum Na Majdanku, 2003.
Jadwiga Luczak est dentiste. Elle est arrêtée le 11 novembre 1942 et est internée en janvier 1943 dans le camp de Lublin. Pendant tout le temps qu'elle a passé au camp de concentration de Lublin, elle a été affectée à la station dentaire. Elle n'a eu de cesse d'y aider les autres détenus.
[166] Cf. Obadia Yves, *Pratique dentaire dans les camps de concentration*, Thèse Doct. Chir. Dent., Lyon, 1975, p. 27.
[167] Cf. Riaud Xavier, *La pratique dentaire…*, op. cit., 2002.

Les détenus savaient que leurs corps seraient soumis à cette intervention, à leur tour. Les SS disposaient d'une table en béton sur laquelle on glissait les corps. On ouvrait les bouches des cadavres à l'aide d'un crochet et les prothèses en métal précieux étaient arrachées de la dentition sanglante.

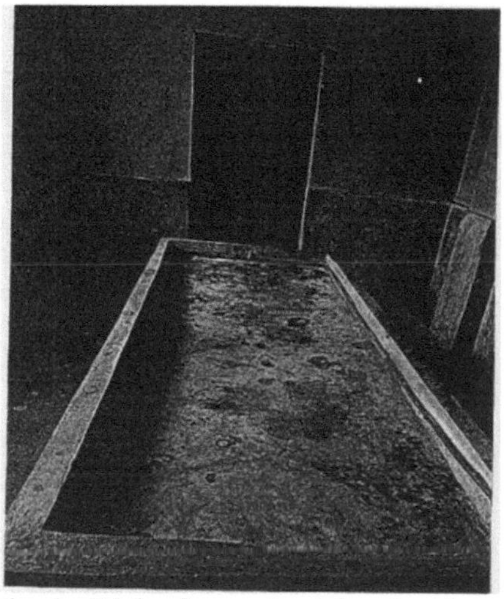

Table pour la dissection à côté des fours crématoires dans le camp de Majdanek[168].

A Lublin-Majdanek[169], pour les mois de mars et d'avril 1944, il a été récupéré 4 064,8 g d'or dentaire, 87 g de cassure d'or, 134 g de cassure d'argent et 136,4 g de fausses dents en métal blanc. A Warschau, un kommando de Majdanek, il a été récupéré 548,67 g d'or dentaire et une enveloppe avec 13 pièces de cassure d'or (22,456 g) pour la même période.

[168] Cf. Panstwowe Muzeum Na Majdanku, 2005.
[169] Cf. Strzelecki Andrzej, 2000, pp. 138-139.

»Mit Zähnen meinte er das Zahngold, die Zähne also, die man den getöteten Häftlingen ausgezogen hatte. Dafür gab es im Krematorium von Majdanek einen besonderen Betontisch. Darauf wurde jede Leiche vor dem Verbrennen gelegt. Ein Häftling mußte mit Haken dem Toten den Mund aufreißen. Dann zog der deutsche Zahnarzt Bruno Horn, der selbst Gefangener war, die Goldzähne aus den Gebissen und entfernte die Goldkappen von den Zähnen. In dieser Form kamen sie zu Samuel Antmann. Der mußte sie säubern, denn an dem Gold hingen noch Zahnreste, Fleischfetzen, manche Zähne waren blutig. Und dann wurden sie in große Fässer

gefüllt, und eines Tages hat der Samuel Antmann gehört, wie ein SS-Mann zum anderen gesagt hat:›Die kommen nach Dresden‹.

Denn alles andere ist zur SS- und Polizeidienstelle Lublin geschafft worden.

« Il y avait à Majdanek[170] *une table en béton spéciale servant à l'arrachage des dents en or sur les détenus morts. Les corps destinés à être brûlés y étaient étendus. Un détenu devait ouvrir la bouche du mort avec des crochets. Puis, le dentiste allemand Bruno Horn, lui-même prisonnier, arrachait les dents en or et les plombages en or. C'est sous cette forme qu'ils étaient livrés à Samuel Antmann. Il devait les nettoyer, car des restes de chair, de dents y étaient encore accrochés et certaines dents étaient sanguinolentes. Ensuite, le tout était placé dans de grands récipients et un jour, Samuel Antmann a entendu un SS dire à un autre : « Ils sont pour Dresde. » Tout le reste a été envoyé au « bureau de la SS et de la Police de Lublin ». »*

Samuel Antmann avait reçu le numéro de détenu 1 456 à Majdanek.

[170] Cf. Kirchhoff Wolfgang, *Zahnmedizin…*, op. cit., 1987, p. 110.
Kirchhoff (1987, p. 106) affirme que la procédure employée à Lublin-Majdanek pour le gazage des convois de Juifs est identique à celle du camp d'extermination de Chelmno.

- Treblinka

Abraham Lindwaser est né en 1909. Il est arrivé de Varsovie à Treblinka, le 28 août 1942. Il a été occupé à extraire les dents à Treblinka et après le soulèvement, il a gagné les bois, puis les volontaires de l'armée polonaise. Il a émigré en Israël en 1948. Il témoigne : *« Ils ont fait de moi un « dentiste ». Je n'ai pas pu le supporter. J'ai essayé de me pendre. Je me balançais déjà au bout de ma ceinture qu'un juif barbu (je ne me rappelle pas de son nom) m'a fait descendre et m'a disputé. Il a dit que quelqu'un devait survivre à ça pour témoigner de ce qui se passait ici*[171]. » Il raconte aussi durant le procès Eichmann : *« Il (le SS) m'a tiré par la manche, m'a attrapé la main et m'a tiré avec force, sous les coups. Il m'a amené à un puits. Près de celui-ci, il y avait des bassines de dents en or et des daviers pour extraire les dents. Il m'a ordonné d'en prendre un et d'extraire les dents des corps à côté des chambres à gaz. »*

Gideon Hausercite un autre rescapé, également « arracheur de dents » : *« Il arrive qu'un détenu reconnaisse le cadavre sur lequel il a à travailler : « J'étais dentiste à Treblinka jusqu'au jour où j'ai reconnu le cadavre de ma sœur... Je n'ai pas pu continuer ; j'ai demandé au kapo, juif, de me faire passer au nettoyage des dents, ce qu'il a fait... On expédiait toutes les semaines de Treblinka, deux valises contenant huit à dix kilos d'or*[172]. »

Rückerl[173] décrit le protocole de récupération de l'or dentaire à la sortie des chambres à gaz de Treblinka :

> "Eine besonders wichtige Gruppe (...) waren die sogenannten Dentisten. Ihre Aufgabe war es, die aus den Gaskammern herausgeholten Leichen während des Transports zur Grube bzw. zur Feuerstelle darauf zu untersuchen, ob sie noch Wertgegenstände bei sich hatten und insbesondere Gebisse mit Goldzähnen trugen. Stellten sie dieses fest, so mußten die Leichenjuden mit ihrer Fracht zur Seite treten, damit die Dentisten mit Hilfe größerer Zangen den Toten die Goldzähne ausbrechen konnten. Die Ausbeute aus dieser Tätigkeit wurde dann später von den Dentisten gesäubert und in gewissen Zeitabständen der Sammelstelle für die Werterfassung zugeführt. Häufiger geschah es auch, daß die Leichen nicht nur auf Zahngold untersucht wurden, sondern daß man auch namentlich bei Frauen die unteren Körperöffnungen daraufhin inspizierte, ob dort etwa weitere Wertsachen verborgen waren."[213]

---

[171] Cf. www.deathcamps.org/Treblinka, 2015, p. 21.

[172] Cf. Hauser Gideon, *Die Vernichtung der Juden*, Kindler (ed.), Munich, 1979, p. 235s.

[173] Cf. Rückerl Adalbert, *NS-Vernichtungslager im Spiegel deutscher Strafprozesse*, Deutscher Taschenbuch Verlag München, 1978, p. 211.

Kirchhoff (*Zahnmedizin…*, op. cit., 1987, p. 107) précise que la procédure employée pour le gazage des convois de Juifs est strictement la même à Treblinka, Belzec et Sobibor.

« Un groupe particulièrement important (...) était formé par les soi-disant dentistes. Leur tâche était d'examiner les corps provenant des chambres à gaz pendant leur transport vers les fours ou vers les fosses. Ils devaient rechercher s'il y avait encore des objets de valeur, en particulier des dents en or. Si c'était le cas, ils devaient mettre les corps de côté, afin ensuite d'extraire, avec de plus grosses pinces, les dents en or. Le produit de cette activité était ensuite nettoyé par ces « dentistes » et mené à intervalles réguliers au lieu de collecte pour leur estimation. Il arrivait aussi plus souvent qu'on ne cherche pas seulement de l'or dentaire, mais aussi, notamment chez les femmes, qu'on inspecte les organes génitaux et l'anus afin de vérifier si d'autres objets de valeur n'y étaient pas dissimulés. »

- Belzec

En 1942, Kurt Gerstein, Obersturmführer de la Waffen-SS, est muté à la section du service sanitaire du SS-FHA[174]. Gerstein est anéanti par ce qu'il voit dans les camps d'extermination de Belzec et de Treblinka. Il va tout faire pour nuire à la machine d'annihilation nazie et pour alerter l'opinion publique. Le 22 avril 1945, il se rend aux Français.

Le 25 juillet 1945, il est trouvé pendu dans sa prison. Les Français voulaient le faire juger pour crimes de guerre contre l'Humanité. C'est en effet lui qui livrait le Zyclon B aux camps d'extermination. Il est réhabilité totalement le 20 janvier 1965.

Pendant son emprisonnement, il rédige un rapport, appelé le rapport Gerstein qui est encore aujourd'hui, le seul témoignage d'un SS sur le déroulement de l'extermination de masse. En voici un extrait[175] :

---

[174] Cf. www.auschwitz.dk/gerstein.htm, *« Kurt Gerstein »*, 2016-2018.

[175] Cf. Rückerl Adalbert, *NS-Vernichtungslager*..., op. cit., 1978, p. 65.

"... Nach 28 Minuten sind es nur noch wenige, die noch leben. Endlich, nach 32 Minuten, sind alle tot! Auf der Rückseite werden von den jüdischen Arbeitern die Holztüren geöffnet. Man hat ihnen - für diesen entsetzlichen Dienst - die Freiheit und einige Prozente an dem Erlös aus den Wertgegenständen und dem gefundenen Gold versprochen. Die Toten stehen noch immer aufrecht, wie Säulen aus Basalt; sie konnten nicht umsinken, oder sich neigen, weil ihnen nicht der geringste Raum verblieben war. Selbst im Tod erkennt man noch die einzelnen Familien, die sich noch fest an den Händen halten. Man kann sie nur mit Mühe voneinander lösen, damit die Kammern für die nächste "Ladung" leer werden. Man wirft die Leichen heraus, blau, naß von Schweiß und Urin, die Beine voller Kot und Regelblut. Unter ihnen die Leichen von Säuglingen und kleinen Kindern. Aber man hat keine Zeit zu verlieren. Zwei Dutzend Arbeiter sind damit beschäftigt, die Münder der Toten nachzusehen, die sie mit Hilfe von eisernen Haken öffnen. "Gold links, rechts kein Gold" - andere sehen After und Genitalien nach Geld, Brillanten, Gold usw. nach. Dentisten brechen mit Hilfe von Hämmerchen die Goldzähne, Goldbrücken und Goldkronen aus. Unter ihnen ist Hauptmann Wirth (Anm.63). Er ist in seinem Element. Er hält mir eine große Konservenbüchse hin, die mit Zähnen angefüllt ist und sagt: "Heben Sie mal, was für ein Gewicht das Gold hat! Und das ist nur von gestern und vorgestern! - Und Sie glauben nicht, was wir täglich finden: Dollars, Brillanten, Gold! (...)"[208]

« *Il n'y en a plus que très peu qui vivent encore après 28 minutes. Enfin, après 32 minutes, ils sont tous morts ! De l'autre côté, les portes en bois sont ouvertes par des ouvriers juifs. On leur a promis, pour ce travail épouvantable, la liberté et un pourcentage du bénéfice tiré des objets de valeur et de l'or. Les morts se tiennent toujours debout, comme des colonnes de basalte. Ils ne peuvent pas tomber ou se pencher car ils n'ont pas la moindre place. Même dans la mort, on reconnaît les familles, qui se tiennent par la main. On ne peut les séparer qu'avec peine, afin que les pièces soient vides pour la prochaine* « *livraison* ». *On balance les corps bleus, mouillés de sueur et d'urine, les jambes pleines de vomissures et de sang menstruel. Parmi ceux-ci, les corps de nourrissons et de petits enfants. Mais il ne faut pas perdre de temps. Deux douzaines d'ouvriers s'occupent de vérifier les bouches des morts, qu'ils ouvrent à l'aide de crochets de fer.* « *L'or, à gauche, à droite, pas d'or* ». *D'autres recherchent de l'or, des diamants et de l'argent dans l'anus et les parties génitales. Les dentistes brisent les dents en or, les bridges en or et les couronnes en or à l'aide de petits marteaux. Parmi eux se trouve le Hauptmann Wirth.*[63] *Il est dans son élément. Il me montre une grosse boîte de conserve, remplie de dents et me dit :* « *Pesez, pour voir à quel point l'or est lourd ! Et ce n'est que celui de hier et d'avant-hier ! Et vous ne croirez jamais ce que nous trouvons tous les jours : des dollars, des diamants, de l'or ...!* »

Rückerl prouve, en citant le SS Karl Schluch qui est resté 16 mois à Belzec, que les dentistes SS devaient également mettre les objets de valeur en lieu sûr[176].

[176] Cf. Rückerl Adalbert, *NS-Vernichtungslager...*, op. cit., 1978, p. 142.

"Die Leichen wurden aus den Kammern* herausgezogen und von einem Zahnarzt sogleich untersucht. Der Zahnarzt entfernte Fingerringe und zog etwa vorhandene Goldzähne heraus. Die auf diese Weise anfallenden Wertgegenstände wurden von ihm in einen bereitstehenden

Karton geworfen. Nach dieser Prozedur wurden die Leichen in die vorhandenen großen Gräber geworfen."[212]

« Les cadavres étaient retirés des pièces (du camp de Belzec) et aussitôt examinés par un dentiste. Le dentiste enlevait les bagues des doigts et arrachait éventuellement les dents en or. Tous les objets de valeur étaient de cette manière jetés dans un carton. Après cette procédure, les corps étaient jetés dans de grandes fosses prévues à cet effet. »

- Chelmno

Lors de son procès à Jérusalem, en 1960, Adolf Eichmann[177], interrogé par le capitaine Avuer Less, raconte : *« Envoyé par Heydrich à Chelmno, pour rendre compte de l'extermination des Juifs et de chercher une méthode d'anéantissement fiable, j'ai suivi le camion (rempli de Juifs). Le camion a longé une fosse. Les portes ont été ouvertes et on a jeté les cadavres dans la fosse... J'ai encore devant moi l'image d'un civil arrachant les dents avec une pince... Il me semble impensable que des SS laissent un simple civil, récupérer l'or dentaire sur les cadavres sans réagir, sauf s'il travaille pour eux. »*

Dans le procès-verbal des dépositions de deux anciens membres de la SS autrichiens, Johann H. et Joseph P., devant le tribunal pénal de première instance de Vienne[178], concernant le Sonderkommando de Kulmhof[179], il est dit que : « ... *Les surveillants de l'intérieur du camp avait pour tâche de décharger et de nettoyer les camions à gaz, de rechercher sur les cadavres des objets de valeur que les victimes auraient dissimulés, d'arracher les dents en or et les bagues ou anneaux des morts et d'assurer le service des fours crématoires. »*

Les Juifs sont convoyés au camp de Chelmno par train[180]. Après l'arrivée au camp, les SS expliquent aux Juifs qu'ils sont là pour le travail, mais qu'avant, ils doivent être douchés et épouillés. Ils sont séparés par sexe et sont conduits dans les baraques de déshabillage. Ils doivent déposer leurs objets de valeur dans des boîtes spéciales. Les

---

[177] Cf. Bernadac Christian, *Les mannequins nus*, France Empire (éd.), Paris, 1971, p. 41.

[178] Cf. Kogon Eugen, *Les chambres à gaz : secret d'état*, Editions de minuit, Paris, 1984.

[179] Chelmno est le nom polonais et Kulmhof, le nom allemand.

[180] Cf. Kirchhoff Wolfgang, *Zahnmedizin...*, op. cit., 1987, p. 106.

cheveux des femmes sont coupés. Puis, ils sont poussés vers la salle de gazage à travers le couloir. Le gaz est envoyé grâce à un système de tuyaux. Selon la résistance de l'individu, la mort survient au bout de 15 à 20 minutes. A la fin du gazage, des membres juifs du kommando de travail doivent tirer les corps vers des fosses situées à environ 100 à 150 mètres du bâtiment. Ils le font en passant des courroies de cuir autour des poignets des cadavres. Sur le chemin, un kommando de dentistes juifs doit arracher les dents en or.

- *Sobibor*

Rückerl[181] décrit la récupération de l'or dentaire à Sobibor :

> "... Ein anderer vorher abgesonderter Teil der Arbeiter wurde in das Lager III geführt und dort mit äußerstem Zwang veranlaßt, die Leichen aus den Gaszellen zu räumen und in den Gruben des Lagers III zu stapeln. Zuvor hatten diese Häftlinge die Körperhöhlen der meist kotig beschmutzten Leichen auf versteckte Wertsachen zu untersuchen und den Leichen eventuelle Goldzähne und goldene Brücken aus den Gebissen zu brechen. Das gewonnene Gold wurde in einer Tonne gesammelt und anschließend ins Lager II zum Forsthaus geschafft, wo alle Wertsachen gesammelt wurden. Nach Abschluß dieser Arbeiten wurden als letzte die herausgenommenen Arbeitshäftlinge an den Gruben des Lagers III erschossen und ebenfalls darin verscharrt."[214]

> *« ...une autre partie des ouvriers auparavant séparés fut menée dans le camp III et contrainte, par la violence, à enlever les corps des chambres à gaz et à les entasser dans les fosses du camp III.*
>
> *Avant, les détenus devaient examiner les corps, le plus souvent plein de vomissures, afin de rechercher des objets de valeur, et arracher éventuellement des dents et des bridges en or. L'or ainsi récupéré était rassemblé dans un récipient puis finalement, était conduit au camp II, à la maison forestière, où étaient rassemblés tous les objets de valeur. A la fin de ce travail, les détenus qui l'avaient effectués été fusillés et mis dans les fosses. »*

Il précise également que :

> "Am Schalter des Forsthauses abzugebende Wertgegenstände wurden von einem jüdischen Häftling, der von Beruf Juwelier war, sortiert und versandfertig gemacht."[215]

> *« A l'entrée de la maison forestière, les objets de valeur étaient triés et empaquetés par un détenu juif, qui était joaillier de métier. »*

Rückerl[182] cite le témoignage d'un ancien détenu de Sobibor qui était orfèvre de métier et était arrivé le 12 mai 1942 au camp.

---

[181] Cf. Rückerl Adalbert, *NS-Vernichtungslager...*, op. cit., 1978, pp. 168, 171.

[182] Cf. Rückerl Adalbert, *NS-Vernichtungslager...*, op. cit., 1978, p. 193.

"Einige der Aufseher hätten ihm Goldzähne aus dem Lager III gebracht; viele dieser Zähne seien noch mit Blut und Eiter behaftet gewesen. Er habe das Gold mit einem primitiven Mundblasrohr zu kleinen Barren von 50 bis 100 g schmelzen müssen. Die Besteller hätten es mit nach Hause genommen. (...) Den Deutschen sei es allerdings verboten gewesen, sich an den Wertgegenständen zu bereichern, wenn auch die beiden Kommandanten wohl darüber hinweggesehen hätten; ..."[216]

« *Quelques surveillants lui avaient apporté des dents en or en provenance du camp III : à nombre de ces dents collait encore du pus et du sang. Il devait fondre l'or en petites barres de 50 à 100 g, avec une sarbacane à bouche primitive. Ceux qui les avaient commandés le prirent chez eux. (...) Il avait été interdit aux Allemands de s'enrichir avec les objets de valeur, même si les deux commandants avaient fermé les yeux sur ce sujet...* »

A Sobibor, cet orfèvre a été amené à réaliser différents objets en or (chevalière, etc.) à partir de prothèses dentaires.

Chiffres

Dans sa déclaration au procès de Nuremberg, Hermann Pook a déclaré, pour justifier de l'implication des dentistes SS dans cette action, que, dans beaucoup de crématoires municipaux allemands, il était habituel de prélever l'or dentaire et tous les métaux précieux[183]. Le prélèvement de l'or dentaire sur les détenus morts n'aurait été qu'une affaire administrative, basée sur la directive de Himmler de 1940. Elle n'aurait pas été l'affaire du service dentaire. De plus, en tant que dentiste, il n'aurait pas eu la possibilité d'intervenir dans les affaires administratives. Ces dernières n'auraient d'ailleurs concerné aucun dentiste, car un dentiste n'avait affaire qu'aux occupants du camp qui étaient toujours en vie.

Cette dernière affirmation est fausse. L'implication des dentistes SS dans la récupération de l'or dentaire, voire pour certains dans la procédure d'extermination des Juifs dans les chambres à gaz, a été clairement démontrée par les différents procès des camps d'après-guerre, par les témoignages des rescapés et enfin, par le présent travail.

Rappelons de plus que la récupération de l'or dentaire, suite au décret de Himmler en 1940, a servi à financer l'Opération T4 d'euthanasie des aliénés mentaux et handicapés physiques.

Combien d'or dentaire a pu être ainsi pris dans la bouche des détenus morts des camps de concentration ?

Il n'y a aucune certitude. En effet, pour les mêmes raisons, qu'il existe une différence entre l'or effectivement déclaré au SS-WVHA situé à Berlin et l'or réellement prélevé dans la bouche des morts. Personne n'est vraiment parvenu à le quantifier. Entre les vols des SS de cet or, les trafics d'or internes au camp des détenus pour manger, un chiffre est difficilement estimable.

N'oublions pas que beaucoup d'archives de l'administration SS et des camps ont été détruites à la toute fin de la guerre.

Actuellement, il existe 2 études :

- Wilhelm Schulz (1989, p. 72) et Ekkhard Häussermann[184] (1996 und 1997, p. 4) parlent tous les deux d'une demi-tonne à une tonne d'or dentaire.

---

[183] Cf. Schulz Wilhelm, *Zur Organisation…*, op. cit., 1989, p. 76.

[184] Etude allemande.

- Christian Bernadac (*Les Victorieux*, Michel Lafon (éd.), Paris, 1994, p. 167) et Yves Obadia[185] (1975, p. 27) parlent tous les deux de 17 tonnes d'or dentaire. Ils se basent sur le témoignage du Dr Sigismond Bendel, médecin déporté français, rescapé d'un Sonderkommando du camp d'Auschwitz, au Tribunal Militaire International de Nuremberg ainsi que sur sa déposition devant le Tribunal Militaire anglais de Hambourg (Nr 11 953) *« Le Gouvernement National Socialiste déclarait qu'il ne s'intéressait pas à l'or, mais il réussit à en récupérer 17 tonnes grâce aux dents de quatre millions de cadavres. »*
Dans la justification de la sentence qui a mis fin en avril 1947 au procès contre l'ancien commandant du camp d'Auschwitz, Rudolf Höss, est souligné le fait que, selon les expertises du Prof. Dr. Dawidowski[186], les nazis auraient récupéré 6 000 kg d'or dentaire sur les corps tirés des chambres à gaz pour le seul camp d'Auschwitz.
Le Dr Hermann Pook, dentiste SS directement impliqué dans l'Economie de la SS (SS-WVHA) et dans la récupération de l'or dentaire dans les camps de concentration, a admis qu'à partir de *« septembre 1943 jusqu'à la fin de la guerre, le profit permis par cette récupération de l'or dentaire s'est élevé à 4 000 000 de Reichsmark annuellement*[187]*. »*

Mon opinion[188] *:*
Après 24 années d'études sur le sujet, j'opinerai pour l'étude française. Pourquoi ?
Je pense que l'étude française repose sur un témoignage de grande valeur. En effet, le Dr Bendel est un rescapé des Sonderkommandos d'Auschwitz, les kommandos de détenus qui officiaient dans les chambres à gaz. Son affirmation repose sur une expérience personnelle vécue et sur des études approfondies du sujet.
Pour finir, l'étude allemande me semble très imprécise. Les bases sur lesquelles elle repose me sont inconnues et ne sont pas citées par leurs auteurs. Ils se contentent d'énoncer tous les deux le même chiffre. Pour avoir essayé pendant près de 7 années d'avoir accès aux archives allemandes, je peux témoigner que c'est particulièrement difficile. Le

---

185 Etude française.
186 Cf. Stzelecki Andrzej, 2000, p. 133.
187 Cf. Jewish Telegraphic Agency, « Nazi dentist who removed gold teeth from camp inmates is cleared », in *www.jta.org*, 2019.
188 Cette opinion n'engage que moi.

chercheur se heurte à une réelle méfiance à la limite de l'hostilité. Il m'a fallu prouver la bonne foi de mes intentions grâce à la présentation de mon premier livre. Alors, seulement, les centres d'archives ont ouvert leurs portes et pas toujours sans grincements, il faut bien l'admettre. Pour avoir rencontré les dentistes allemands et les deux auteurs cités, on ne peut et on ne doit pas les rendre responsables des exactions de leurs pairs. Pourtant, là encore, je peux témoigner, pour en avoir subi les conséquences, qu'il subsiste une réelle méfiance. Au point de minimiser certains chiffres qui pourraient déranger ? Je ne sais pas et je ne m'aventurerai pas à l'affirmer.
La récupération de l'or dentaire a été faite aussi dans les camps d'internement français[189], mais sur un mode « artisanal », si on peut se permettre cette expression extrêmement maladroite. En effet, aucune législation, aucune organisation en France n'ont jamais existé à ce propos derrière des actes isolés.
Indubitablement, ce qui a choqué l'Humanité, au-delà de l'acte lui-même, est l'industrialisation du génocide mis en place, organisé et réalisé par les Allemands, et de l'extermination des Juifs avec un objectif avoué de rentabilisation du procédé.

---

[189] Cf. Schramm Hanna & Vormeier Barbara, *Vivre à Gurs : un camp de concentration français*, François Maspéro (éd.), Paris, 1979.

Exploitation : notions fondamentales

Pour commencer, il est indispensable de rapporter l'implication de trois personnages prépondérants dans cette exploitation.

- *Oswald Pohl (1892-1951)*

Oswald Pohl est trésorier-payeur pendant la guerre 14-18, dans la marine[190]. Il adhère au parti nazi en 1926. En 1934, Himmler lui confie la charge des affaires économiques et administratives de la SS. Les services de Pohl sont sans cesse remaniés, son rôle sans cesse redéfini. Le 19 janvier 1942, l'office de Pohl prend la forme qu'il a gardée jusqu'à la fin de la guerre. Il devient le chef du Wirtschafts-Verwaltungshauptant (WVHA), l'office central de l'administration de la SS. Pour que la main-d'œuvre des camps de concentration soit mieux utilisée, notamment pour la production de guerre, pour que les entreprises de la SS, situées en grande partie dans les camps de concentration, se développent, le WVHA absorbe une administration qui auparavant n'est pas sous la coupe de Pohl : l'inspection des camps. Dès lors, Pohl a le plein contrôle sur le secteur des camps de concentration.
Le WVHA ne se contente pas d'utiliser une main-d'œuvre corvéable jusqu'à la mort, sans cesse renouvelée par le flux incessant des déportations. Il dépouille aussi les juifs exterminés et, de façon moins systématique, les concentrationnaires de tout ce qu'ils possèdent. Chaque camp dépend d'un centre administratif chargé de la récupération des biens. Oswald Pohl est condamné à mort au procès de Nuremberg, procès des grands dirigeants du régime nazi. Il est pendu en 1951.

- *Walther Funk (1890-1960)*

Walther Funk est un ancien collaborateur de Goebbels, au ministère de la propagande et il a été conseiller économique de Hitler en 1930, porte-parole en 1933. Quand Hitler prend le pouvoir, il préside la Reichsbank de 1939 à 1945. Condamné à Nuremberg à la prison à vie, il en sort en 1957. De sa sortie de prison à sa mort en 1960, la Bank Deutscher Länder qui a succédé à la Reichsbank, lui a versé une pension mensuelle[191].

---

[190] Cf. Picaper Jean-Paul, *Sur la trace…*, op. cit., 1998, pp. 138-140.
[191] Cf. Picaper Jean-Paul, *Sur la trace…*, op. cit., 1998, pp. 223-224.

- *Emil Puhl (1889-1962)*

Il entre au parti nazi en 1937. Il est l'adjoint de Funk, l'homme de toutes les opérations douteuses. Il devient vice-président de la Reichsbank de 1940 à 1945. Cet homme qui a gravi les échelons, un à un, d'un poste de simple comptable jusqu'à la direction de la banque centrale du Reich, est animé d'une ambition politique démesurée. Après la guerre, il n'est condamné qu'à 5 ans de réclusion pour *« cruautés et délits contre des civils »*. Dans les attendus du verdict, il est démontré qu'il était au courant de l'extermination des Juifs et qu'il y a participé, mais sans y jouer un rôle majeur[192].

De même, il convient de dire un mot, en préambule, des trois institutions directement concernées.

- *Le WVHA (L'économie de la SS)*

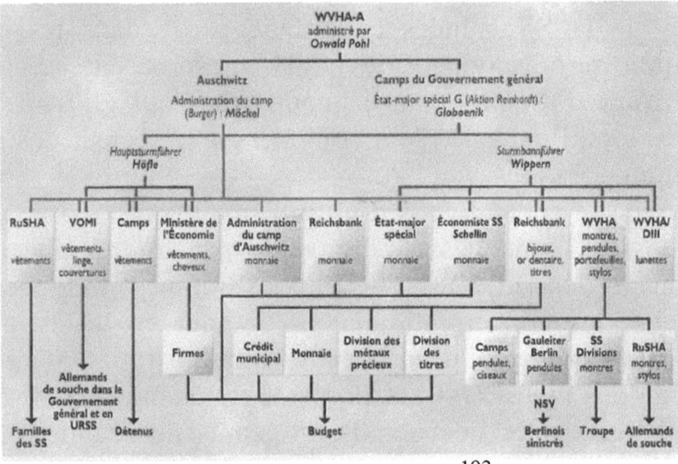

Organisation du SS-WVHA[193].

[192] Cf. Picaper Jean-Paul, *Sur la trace…*, op. cit., 1998, p. 225.

[193] Cf. Picaper Jean-Paul, *Sur la trace…*, op. cit., 1998.

- *La Reichsbank de Berlin*

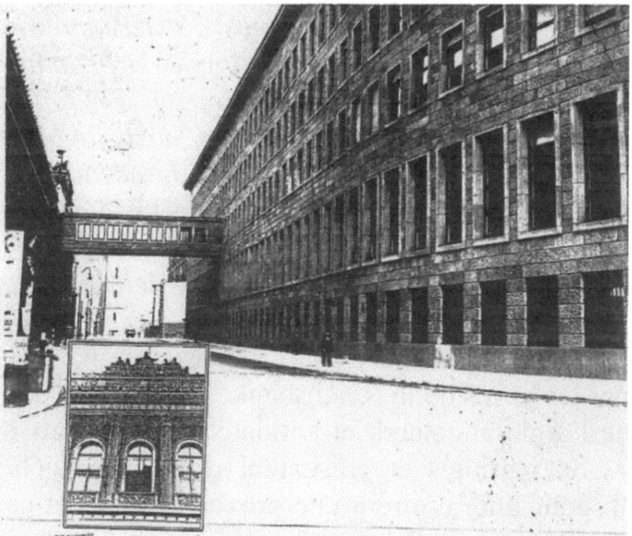

La Reichsbank au Jägerstrasse 34-36, à Berlin[194], en 1940.

Elle est fondée le 1er janvier 1876. Elle cesse d'exister avec le Reichsmark, en 1948.

En 1946, M. Gérard Pasqueron de Fommervault[195] a été désigné comme « Général expert joaillier » par le gouvernement militaire américain. Après quatre mois d'expertise dans les coffres de la Reichsbank de Francfort, il a estimé à 300 millions de francs de l'époque, le butin que les SS y avaient entreposé. Conduit dans les sous-sols de la Reichsbank, il a constaté : *« De part et d'autre d'un interminable couloir, il y avait des salles fermées par des grilles. Derrière, j'ai vu des monceaux de lingots de 20 et 40 kilos d'or empilés en pyramides de 3 mètres de hauteur. »* Avant de repartir pour la France, Gérard Pasqueron de Fommervault a initié 3 employés de la banque au recensement de ces lingots afin de tenter de déterminer leur provenance. Les Américains du Foreign Exchange ont estimé ce trésor, à 2 000 milliards de francs. *« Les seuls lingots dont j'ai assuré personnellement l'expertise m'avaient intrigué par leur forme demi-*

[194] Cf. Bundesarchiv Berlin, 2002, photo B-Berlin 371, © BB.

[195] Cf. Rizet Dominique, « Comment j'ai expertisé le trésor de la Reichsbank », in *Le Figaro*, cahier n° 3, n° 1324, Samedi 08/02/1997, pp. 22-25.
J'ai eu M. Gérard Pasqueron de Fommervault au téléphone qui n'a pas su me donner d'autre renseignement.

sphérique, irrégulière et fort peu habituelle en joaillerie. En fait, ils avaient été réalisés à partir des dents en or récupérées sur les cadavres des prisonniers dans les camps d'extermination nazis. Les Allemands en avaient fait des petits lingots artisanaux de 500 g chacun, de la taille d'un demi-pamplemousse. En fait, cette forme correspondait au creuset dans lequel les nazis avaient coulé les centaines de lingots qu'on m'a présentés... Je devais travailler avec des gants et me désinfecter les mains plusieurs fois par jour. »

En 1942, le SS-Brigadeführer Frank[196], chef d'un des bureaux du WVHA, décide que les *« devises, métaux précieux, joyaux, pierres précieuses, semi-précieuses, les perles et les déchets d'or devaient être remis au WVHA et transférés à la Reichsbank. »*

L'or passe par les caves de la Reichsbank[197] où il est fondu, remodelé, estampillé de l'aigle allemand, et antidaté. Les tampons utilisés pour les marquer sont périmés et présentent des dates s'échelonnant de 1934 à 1938, pour faire croire à une provenance de cet or frauduleux d'avant-guerre, les stocks d'or mondiaux étant parfaitement chiffrés et connus de tous les états. Les nouveaux lingots sont ensuite livrés par convois de camions dans les caves de la Banque nationale suisse où ils sont stockés.

La Reichsbank commercialise ainsi son or sous forme de lingots et de monnaies. Elle fait raffiner l'or en barres, en lingots à haute teneur en or pur. Mais, ces lingots n'ont pas la forme usitée dans les échanges d'or internationaux, pratiqués entre banques centrales.

---

[196] Cf. Picaper Jean-Paul, *Sur la trace...*, op. cit., 1998, p. 207.
Ceci n'est bien évidemment qu'une présentation sommaire de cet organisme. Nous y reviendrons plus en détail.

[197] Cf. Ziegler Jean, *La Suisse...*, op. cit. , Paris, 1997, p. 143.
Adam Le Bor (*Les banquiers secrets de Hitler*, Le Rocher (éd.), Monaco 1997, p. 105) affirme, quant à lui, que les tampons sont estampillés aux dates s'échelonnant de 1935 à 1937.

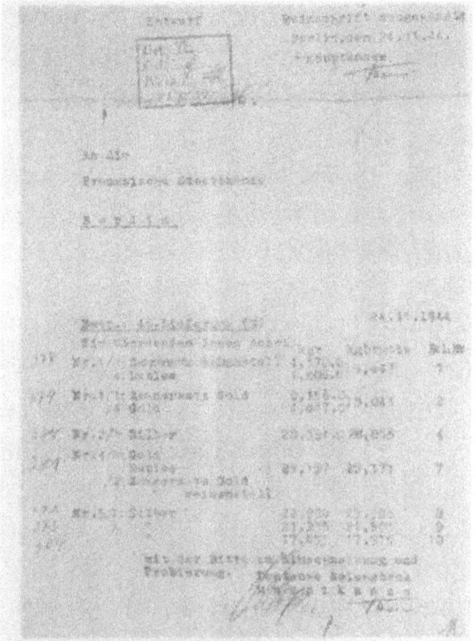

Copie d'un brouillon de liste, préparé par la Reichsbank, de 46 expéditions pour la Monnaie de l'Etat prussien, d'or, d'argent issus de dents humaines[198].

La Degussa (Deutsche Gold und Silber Scheide Anstalt)

Elle est fondée en 1843 et devient une société anonyme le 28 janvier 1873. Elle est basée à Frankfurt am Main. L'historien Peter Hayes[199] affirme, pour sa part : « *Cette entreprise occupe le 12 ou 13ème rang des industries chimiques allemandes en 1927. En 1940, elle en occupe le 3ème ou 4ème rang.* »

Jürgen Elsässer[200], de son côté, stipule que : « *La Degussa a sollicité du régime nazi la possibilité d'exploiter l'or dentaire des victimes des camps de concentration.* » Peter Hayes confirme cela.

Après le pogrom de la nuit du 9 novembre 1938, le Reich a décidé de confisquer tout l'or, l'argent et le platine possédé par la population juive[201]. Le précieux métal arrivait aux raffineries et était coulé en lingots. La Degussa envoyait ces lingots à la Reichsbank après en avoir déduit les frais de raffinages et un petit bénéfice. La Degussa est devenue la plus grosse entreprise de raffinerie des métaux précieux en

---

[198] Cf. USHMM, photo 03622, Washington D. C., U. S. A., 2003, © USHMM.

[199] Cf. Fish Hamilton & Friedman-Nadler Productions, *L'Irak et la bombe*, reportage diffusé sur France 2, 2002, © France 2.

[200] Cf. Elsässer Jürgen, *Make love not war*, Pahl-Rugenstein (ed.), Köln, 2002, pp. 66-67.

[201] Cf. www.degussahistory.com.

Allemagne. Elle était capable d'offrir de bien meilleures conditions que toutes les autres entreprises. C'est pour cela qu'elle a reçu de nombreux autres contrats de la Reichsbank.
Peter Hayes[202] poursuit : *« Les Juifs ne peuvent plus dès lors conserver qu'une seule paire de lunettes, une alliance, un couteau, une fourchette. Ce sont les autorités qui ont engagé Degussa dans le traitement des métaux précieux. »*

Pour finir sur ces notions contextuelles, il est essentiel de définir l'or dentaire tel qu'il était utilisé à l'époque.
Un relevé de la Réserve fédérale américaine donne les chiffres suivants : l'once (31,1 g) se négociait en moyenne à 35 dollars ; la barre (12,5 kg) coûtait 14 066 dollars ; 1 tonne d'or valait 1 125 276 dollars[203]. En 1946, le dollar valait 4,2 francs suisses. Avant la guerre, l'or dentaire usité est un or à 22 carats (916,5 g d'or/1000 g) par adjonction de platine, ce qui faisait de cet or un produit de grande valeur.

Un dernier mot sur les instituts de séparation. *« Le plus souvent agréés par l'Etat, ce sont des établissements où l'or brut était jadis affiné par traitement au four avec injection de chlore dans le métal en fusion. La combinaison de ce gaz avec les éléments non précieux formait des chlorures qui se fixaient dans les scories. Le produit obtenu titrait alors environ 99,8 %, pureté suffisante pour la conception des barres et de la monnaie. On apposait alors sur les lingots l'estampille « Good delivery gold » (or bon à livrer), dénomination anglaise de l'or titrant au minimum 99,8 %, traité sur le marché international en barres de 12,5 kg. Actuellement, un titre plus élevé étant requis pour certains alliages, on emploie la raffination électrolytique découverte en 1878 par l'Allemand Wohlwill[204]. »*
« Le métal à traiter, usiné en plaques épaisses, est placé à l'anode (positive), une mince feuille d'or fin sert de cathode (négative), le tout baignant dans une solution de chlorure d'or. On établit une différence de potentiel entre les deux électrodes, le métal se dépose sur la cathode et l'argent au fond, sous forme de chlorure insoluble. Les

[202] Cf. Fish Hamilton & Friedman-Nadler Productions, 2002, © Fr 2.
[203] Cf. Ziegler Jean, *La Suisse,…*, op. cit., 1997, pp. 72-73.
[204] Cf. Brillot Jacques, « L'argent sans mémoire : Degussa – Degesch », in *www.memorial-cdjc.org*, pp. 32-36.

métaux platinoïde, iridium, osmium, palladium, rhodium et ruthénium se dissolvent dans l'électrolyte, un procédé chimique permet de les récupérer ensuite. A la cathode, on peut atteindre le titre de 99,9 %. Cette technique s'est substituée à la fusion, onéreuse et peu efficace. Une autre route de « séparation » se fait en bains de cyanures qui facilitent la reprise de l'argent. Le titre obtenu peut atteindre alors 99,99. C'est l'or fin ou à 24 carats ou à 999,9 millièmes. Pour accroître sa dureté et améliorer ses propriétés mécaniques, l'industrie et le commerce l'utilisent presque exclusivement sous forme d'alliages avec l'argent, le cuivre, le platine, etc., qui sont produits par quelques-uns des organismes spécialisés évoqués ci-dessus. En Europe, les plus célèbres, DEGUSSA à Francfort-sur-le-Main et l'UGDO (Usine genevoise de dégrossissage de l'or) à Genève, sont également des instituts officiels de séparation[205]. *»*

« Jusqu'à la fin du Moyen Âge, la « séparation » de l'or et de l'argent était faite par addition de soufre ou plus exactement d'antimoine sulfureux (pour lier l'argent). Les différents procédés actuels débutent par une fusion au four ou en bains chimiques agressifs afin d'éliminer les matériaux et métaux indésirables. En effet, la matière première du travail industriel est de l'or fin hautement raffiné. Cette opération désigne, parfois aussi, le traitement du vieil or sous toutes ses formes ainsi que des déchets[206]. *»*

« ... Si l'extraction de l'or est une industrie lourde qui nécessite des investissements importants, la séparation fait appel à des techniques élaborées que seules peuvent mener à bien des entreprises disposant d'installations perfectionnées et capables de faire des opérations délicates, utilisant des composés chimiques souvent dangereux. Ces établissements de traitement métallurgique sont soumis à une surveillance étatique sévère. Cette reconnaissance officielle s'explique par l'exigence de sérieux et d'honnêteté qui entoure des traitements complexes, mettant en jeu des valeurs considérables[207] *... »*

---

[205] Cf. Cf. Brillot Jacques, « L'argent sans mémoire : Degussa – Degesch », in *www.memorial-cdjc.org*, pp. 32-36.

[206] Cf. Cf. Brillot Jacques, « L'argent sans mémoire : Degussa – Degesch », in *www.memorial-cdjc.org*, pp. 32-36.

[207] Cf. Cf. Brillot Jacques, « L'argent sans mémoire : Degussa – Degesch », in *www.memorial-cdjc.org*, pp. 32-36.

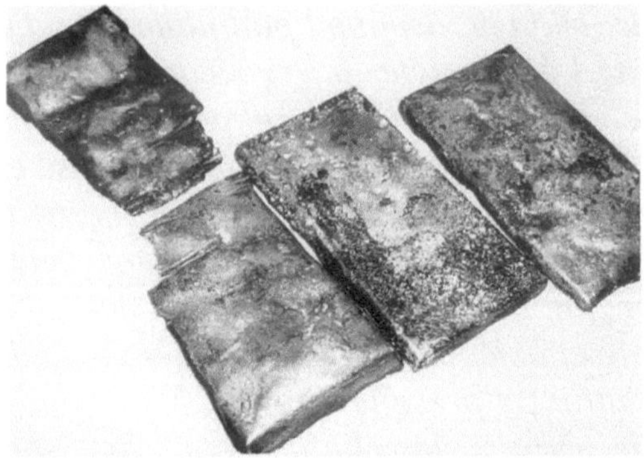

Exemples de pavés d'or fondu à partir des dents en or des détenus décédés dans les camps de concentration que la Degussa a dû raffiner[208].

[208] Cf. Zahnärztliche Mitteilungen, *Deutsche Zahnärzte 1933 bis 1945*, Köln, 1996 und 1997, p. 4.
Lingots d'or artisanaux actuellement exposés au Yad Vashem, à Jérusalem.

Les filières d'exploitation de l'or

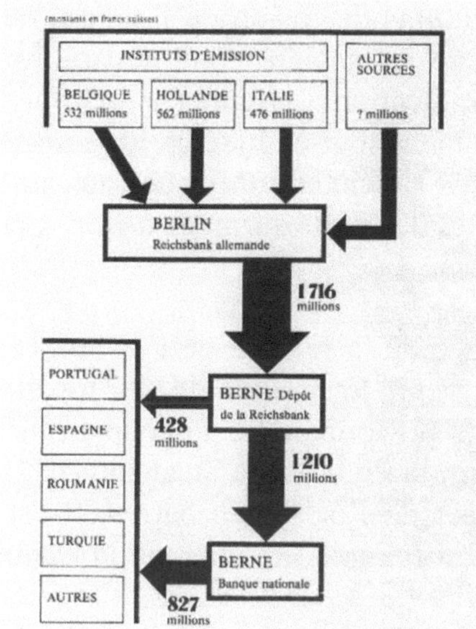

Principaux itinéraires de l'or pillé[209].

L'or dentaire en provenance des camps, arrivé à Oranienburg[210], est alors pris en charge par la société Degussa, qui n'a admis qu'en juin 1997, avoir fondu de l'or appartenant aux victimes de l'Holocauste. Il était fondu selon le procédé dit de *Scheidage* (du verbe scheiden, séparer). Cette entreprise pouvait en garder une partie à titre de rémunération. L'essentiel retournait à la Reischbank. Celle-ci enregistrait la contre-valeur des métaux précieux sur un compte de la SS. La Degussa était l'atelier de transformation du métal.
Au ghetto de Lodz dont dépendait administrativement le camp d'extermination de Chelmno, la Degussa ne se contentait pas de recevoir des métaux précieux, mais elle en recherchait elle-même activement. Une lettre de la filiale de la Degussa de Berlin, adressée le 04/10/40 au bourgmestre de Lodz, lui offrait 35,50 Reichsmarks par kilo d'argent fin et 3,40 Reichsmark par gramme d'or fin, déduction faite des frais de transports et de fonte. Une facture de 1941 confirme la réception de 1 410 kilos d'argent et un solde très positif chez le bourgmestre de 35 137,25 Reichsmarks. En avril 1943, la Degussa a

[209] Cf. Ziegler Jean, *La Suisse,...*, op. cit., 1997, p. 155.
[210] Cf. Picaper Jean-Paul, *Sur la trace...*, op. cit., 1998, pp. 88-89.

reçu, au cours de ce seul mois, 9 caisses de près de 1 500 kg d'argent et d'or en provenance du ghetto de Lodz.
Les livres des opérations de fusion de l'or issu de ce ghetto figurant dans les archives de la société font apparaître dans les activités industrielles des indications comme *« Jd'silber »* et *« Jd'gold »*, abréviations pour Judensilber et Judengold, *« argent et or des juifs »*. Il s'agit là de métaux précieux confisqués aux juifs dès 1939. Cet or transitait par l'institut des prêts sur gage à Berlin pour atterrir dans les ateliers de la Degussa.

Autre société chargée de la refonte de l'or aux origines suspectes, la Monnaie faisait parvenir le produit de ses travaux à la Reichsbank. Mais, généralement, la Monnaie ne s'occupait que de petits objets en or à refondre. En fait, la Preuβische Staatsmünze[211] n'a jamais eu pour habitude de fabriquer de l'or fin en barres. Il est vraisemblable que l'opération ultime d'affinage a été faite par la Degussa.

Un document de la Reichsbank atteste que *« sur 1 278 tonnes, Degussa aurait livré tout juste 867 kg d'or fin. »*, soit un pourcentage d'or livré de 67,84 % et un intérêt pour la société d'environ 32,16 %, sous réserve bien sûr des pertes de substances à la refonte de l'or qui sont certainement conséquentes d'autant plus si l'or n'est pas pur. La fusion de l'or ne nécessitant pas un matériel important a souvent dû être faite dans les murs de la Monnaie prussienne et l'affinage qui impliquait une technique et des produits spéciaux, dont peu d'industriels disposaient en Allemagne de 1942 à 1945, se faisait dans l'entreprise. Degussa se cache, aujourd'hui encore, derrière cette façade pour affirmer qu'il n'entrait pas chez eux de matériel honteux, mais bien des lingots anonymes.

Et, pourtant le témoignage d'Erna Spiewack[212], ancienne employée chez Degussa, pendant la guerre, ne laisse aucun doute sur la provenance de cet or : *« C'est en 1941 que j'ai commencé à travailler pour Degussa comme laborantine. On nous livrait les prothèses dentaires par caisses, des prothèses entières avec beaucoup d'or, bien souvent avec d'autres dents qui étaient venues avec, avec aussi des*

---

[211] Cf. Brillot Jacques, in *www.memorial-cdjc.org*, pp. 32-36.
Monnaie prussienne.
[212] Cf. Fish Hamilton & Friedman-Nadler Productions, 2002, © Fr 2.

débris de chairs ensanglantés. En très grandes quantités, des caisses d'environ 1 mètre sur 60 centimètres, plates, car l'or est très lourd. J'avais 18 ans à l'époque. On ne se demandait pas d'où ça venait. On n'y pensait même pas. On remarquait bien une différence. Cela ne pouvait pas venir des cabinets dentaires. Un dentiste ne les aurait jamais livrées comme ça. Il aurait au moins enlevé les dents naturelles parce que pour se faire payer le poids de l'or, il fallait bien qu'il y ait un contrôle.
Il en arrivait donc des caisses entières. Les pères, les frères étaient partis au front. C'était notre préoccupation. A l'époque, on n'avait pas mauvaise conscience. C'est venu beaucoup plus tard. »

La participation active de la Degussa à l'exploitation de l'or volé aux Juifs n'a pas eu pour seul objectif de faire des bénéfices rapides, mais aussi d'avoir des contrats suivis dans le temps[213]. Elle a aussi été liée à la peur de sanctions si elle refusait de s'impliquer. La Degussa s'est cachée ainsi fréquemment derrière cette phrase : « *Si nous ne le faisons pas, quelqu'un d'autre le fera.* »
Peter Hayes[214] reprend la parole : « *Au printemps 1945, tandis que l'Armée rouge se rapproche de Berlin, le service central des métaux précieux de la Degussa a envoyé un message à leur Q.G. de Francfort pour leur demander de détruire tous les dossiers de ce service. C'est le service des métaux de Berlin qui recevait la plupart des expéditions d'or et d'argent volés aux Juifs. Ces livraisons effectuées par la SS pouvaient également provenir de l'administration de ghettos ou de territoires occupés à l'Est.* »
Un ancien cadre de la Degussa, Alfred Boettcher témoigne : « *Après la guerre, le personnel de la Degussa a pris tous les lingots d'or (entre 20 et 30 tonnes) et les a jetés dans de grandes latrines. Les soldats U.S. ne les ont pas trouvés.* »
Après la guerre, la Degussa n'a jamais été inquiétée, ni dans son implication aux côtés de sa filiale, Degesh, l'entreprise qui a produit le gaz insecticide Zyclon B utilisé dans les chambres à gaz par I. G. Farben, ni pour son rôle dans l'exploitation de l'or (dentaire) volé aux Juifs pendant la guerre. Sa participation n'a jamais été démontrée.

---

[213] Cf. www.degussahistory.com.
[214] Cf. Fish Hamilton & Friedman-Nadler Productions, 2002, © Fr 2.

Toutefois, la Degussa[215] a commissionné un historien économique, le Dr Ralf Banken, afin d'examiner les mécanismes du contrôle des échanges internationaux du IIIème Reich et, en particulier, d'illustrer le rôle de la Degussa dans le raffinage des métaux précieux. Les découvertes de cette investigation sont en cours de publication.

215 www.degussahistory.com.

Mécanismes bancaires allemands

Pendant l'été 1942, Walter Funk, ministre de l'Économie du Reich et président de la Reichsbank, informe le vice-président de la Reichsbank, Emil Puhl, qu'un accord vient d'être passé entre Himmler, le Reichsführer SS, et le ministre des Finances, Lutz Von Krosick. La Reichsbank recevra objets et valeurs confisqués par la SS. Cette dernière utilisera l'argent issu de ces biens pour financer ses entreprises.

Pour ces questions, Puhl devra traiter directement avec Pohl. Les deux hommes se rencontrent donc et travaillent dans le plus grand secret pour que l'or, les bijoux, les dents et les couronnes fondues en or soient déposés à la Reichsbank. Puhl signe l'accord avec la SS sur la conservation et la mise en valeur de l'or des camps. A l'été 1942, Puhl informe Albert Thoms, responsable de la division des métaux précieux de la Reichsbank, que les SS s'apprêtent à envoyer non seulement de l'or, de l'argent, des devises étrangères, mais aussi, des bijoux. Puhl insiste sur la confidentialité de cette opération spéciale. Thoms appelle alors Pohl qui lui apprend que les livraisons se feront par camions sous les ordres du SS-Hauptsturmführer Melmer.

La Reichsbank ouvre un compte spécial au nom de « Max Heiliger » en 1942, suite à un coup de téléphone du Général SS Frank[216] au vice-président de la Reichsbank, Emil Puhl. Peu de temps après, Albert Thoms se voit enjoindre d'accuser réception des livraisons des pillages des SS, dont le montant après estimation sera crédité sur le compte Max Heiliger.

Max Heiliger n'existe pas, ce n'est qu'un pseudonyme. Avec la débâcle allemande, ce compte est, pour une partie, attribué au service économique du NSDAP dirigé par un homme de Bormann, bras droit d'Hitler à la fin de la guerre, Erich Von Hummel. C'est à la demande de Bormann que Puhl accepte ce transfert, Bormann ayant compris le secret du mystérieux compte début 1944.

---

[216] Cf. Le Bor Adam, *Les banquiers…*, op. cit., 1997, pp. 67-71.
Pour Jean Ziegler (1997, p. 60), ce serait Puhl qui a proposé l'ouverture des comptes dépôt auprès de la Reichsbank pour l'or des morts issus d'Auschwitz, Majdanek… Ce serait également Puhl qui a ouvert personnellement les deux comptes pour Himmler à la Reichsbank et leur a donné les noms de code « Melmer » et « Max Heiliger ».

Le rapport d'interrogatoire de Thoms[217], daté du 8 mai 1945, explique en détail l'organisation de la Reichsbank : « *Mon interlocuteur, le chef de Brigade SS Frank m'a informé que les livraisons se feraient par camions, sous la direction d'un SS nommé Melmer. Je devais lui établir une quittance provisoire pour les caisses livrées. Melmer devait me signaler plus tard, sur quel compte, le montant des objets devait être crédité. A la livraison, les marchandises étaient inventoriées et réparties dans les départements correspondants de la Reichsbank. Par la suite, une liste véritable des objets livrés a été dressée et une quittance définitive a été remise en mains propres à Melmer. Celui-ci m'a informé que le montant des livraisons devait être versé sur le compte de Max Heiliger. J'ai signalé la chose par téléphone à Patzer, directeur des comptes au Ministère des Finances, qui a validé la transaction, que j'ai confirmée à Melmer, le 16/11/1942.*

Le 26 août 1942, Melmer, vêtu de civil et accompagné de deux sentinelles SS en uniforme, a acheminé la première livraison : des conteneurs scellés qui ont été ouverts au département des métaux précieux de la Reichsbank. Un des premiers signes de l'origine de ces conteneurs était l'estampillage de certaines caisses au nom des camps de concentration de provenance, Lublin et Auschwitz, notamment.

La dixième livraison, celle de novembre 1942, a inclus pour la première fois de l'or dentaire. Les suivantes en ont contenu d'importantes quantités, s'accroissant de manière inhabituelle. Les transports se faisaient généralement dans la nuit, des bâtiments du WVHA à Berlin, vers la Reichsbank berlinoise. »

Les petits objets, tels que les alliances, étaient envoyés à la Monnaie et fondus. Les plus gros étaient confiés à la Degussa. Tous les bénéfices que les SS tiraient de l'opération, que ce soit par l'intermédiaire de la Reichsbank[218], de la Monnaie, du système du mont-de-piété ou de la Degussa, étaient ensuite versés sur le compte de Max Heiliger.

Dès 1942, il y a eu tant de butin déposé que les directeurs de la Reichsbank ont décidé d'essayer de transformer en marks ces énormes piles de bijoux, de montres, de montures de lunettes et d'or dentaire qui submergeaient leurs employés. Ils ont décidé de les vendre par le biais des monts-de-piété berlinois, les bénéfices étant reversés sur le compte Max Heiliger.

---

[217] Cf. Staatsarchiv Nürnberg, 1999.

[218] Cf. Le Bor Adam, *Les banquiers…*, op. cit., 1997, pp. 67-71.

Les monts-de-piété vendaient aussi l'or et l'argent dentaire arrachés aux victimes des camps, mais, selon Thoms, essentiellement à l'étranger. Ils en ont vendu des quantités considérables.

Un extrait d'un mémorandum de la Reichsbank de Berlin, daté du 31 mars 1944, explique plus en détail comment fonctionnait le système Melmer[219] en pratique, à l'issue d'un accord conclu entre les responsables gouvernementaux et le vice-président de la banque, Emil Puhl.

« (...) la Reichsbank a entrepris de convertir les devises, allemandes ou étrangères, les pièces d'or et d'argent, les métaux précieux, les valeurs, les bijoux, les montres, les pierres précieuses et autres objets de valeur accumulés par ce bureau. Ces articles seront désignés sous le nom de code de « Melmer ».

Les bijoux et autres articles du même genre, qui n'ont pas encore été fondus, sont transmis au Mont-de-piété municipal, Dépt.III, Bureau central, Berlin N4, Elshasserstrasse 74, pour être revendus au meilleur prix possible. »

Une grande partie du butin accumulé sur le front de l'Est, est convertie en marks, grâce au système Melmer, explique le mémorandum, sur l'ordre de Walther Funk[220], ministre de l'Economie et de Von Krosick, ministre des Finances.

« La Reichsbank a été informée par le Reichsmarschall Goering, directeur du plan quadriennal que l'or, l'argent, les bijoux, etc., considérables, que détient le bureau d'administration de l'Est seraient transmis aux banques sur ordre des ministres Funk et Von Krosick. Ces articles seront rachetés de la même manière que les livraisons Melmer. Il en ira de même pour les marchandises en provenance de l'Ouest. »

L'ancien vice-président de la Reichsbank, Emil Puhl[221], a déclaré devant le tribunal de Nuremberg, concernant l'endroit où se trouvait le reste de l'or (dentaire).

---

219 Cf. Le Bor Adam, *Les banquiers...*, op. cit., 1997, pp. 67-71.

220 Cf. Le Bor Adam, *Les banquiers...*, op. cit., 1997, pp. 67-71.

221 Cf. Schulz Wilhelm, *Zur Organisation...*, op. cit., 1989, p. 64.

"Im Sommer des Jahres 1942 hatte der Reichsbankpräsident und Reichswirtschaftsminister Walther Funk eine Unterredung mit mir und später mit Herrn Friedrich Wilhelm, einem Mitglied des Reichsbankdirektoriums. Funk sagte mir, daß er eine Vereinbarung mit dem Reichsführer Himmler getroffen habe, Gold und Schmuck für die SS in Verwahrung zu nehmen. Funk gab die Anweisung, daß ich die notwendigen Vereinbarungen mit Pohl treffen sollte, der der Leiter der Wirtschaftsabteilung der SS war und dem die Verwaltung der ökonomischen Seite der Konzentrationslager unterstand. Ich fragte Funk nach der Herkunft des Goldes, des Schmuckes, des Geldes und der anderen Gegenstände, die von der SS eingeliefert werden sollten. Funk erwiderte, daß es sich um beschlagnahmten Besitz aus den besetzten Ostgebieten handle und daß ich keine weiteren Fragen stellen solle. Unter den Gegenständen, die von der SS deponiert wurden, befanden sich Schmuck, Uhren, Brillenrahmen, Goldfüllungen und andere Gegenstände in großer Menge, die von der SS Juden, Konzentrationslageropfern und anderen Personen abgenommen worden waren. (...) Unter Funks Anweisung errichtete die Golddiskontbank auch einen laufenden Fonds, der schließlich 10 bis 12 Millionen Reichsmark betrug und der der Wirtschaftsabteilung der SS zur Verfügung stand für die Finanzierung der Herstellung von Materialien in SS - geleiteten Fabriken durch Arbeitskräfte aus Konzentrationslagern"[185] (vgl. Dok 9 und vgl.Anm.56).

« Pendant l'été 1942, j'eus un entretien avec le président de la Reichsbank et le ministre de l'économie du Reich Walther Funk, puis plus tard avec monsieur Friedrich Wilhelm, un membre du directoire de la Reichsbank. Funk me dit qu'il avait convenu avec le Reichsführer Himmler de conserver l'or et les bijoux pour la SS. Funk indiqua que je devais conclure les accords nécessaires avec Pohl qui était le chef de la section économique de la SS, et à qui l'administration de l'aspect économique des camps de concentration était subordonnée. Je questionnais Funk quant à l'origine de l'or, des bijoux, de l'argent et des autres objets qui devaient être livrés par la SS. Funk répliqua qu'il s'agissait de biens confisqués des territoires occupés de l'Est et que je ne devais pas poser plus de questions. Parmi les objets qui furent déposés par la SS se trouvaient des bijoux, des montres, des montures de lunettes, des plombages en or et d'autres objets en grand nombre qui avaient été pris par les SS sur les Juifs, les victimes des camps de concentration et d'autres personnes. (...) Suivant les indications de Funk, la banque d'escompte de l'or ouvrit aussi un compte courant, qui contenait finalement 10 à 12 millions de Reichsmark et qui était à la disposition de la section économique de la SS pour le financement de la fabrication de matériel dans les usines menées par la SS grâce à des ouvriers provenant des camps de concentration. » (doc. 9 et remarque 59)

Une lettre de la Reichsbank au Mont-de-piété de Berlin[222], datée du 15 septembre, donne la liste du butin le plus récent, parmi lequel on comptait 154 montres en or, 1 601 boucles d'oreilles, 132 bagues ornées de diamants, 784 montres de poche en argent et *« 160 dentitions diverses, dont certaines en or. »*

Le système Melmer était conçu pour vendre ce butin à l'étranger et acquérir ainsi les devises dont le Reich avait besoin pour mener la guerre. Ces monnaies étrangères si précieuses sont acquises par l'intermédiaire des banques suisses. Les responsables de la Reichsbank n'ignoraient pas l'origine de la montagne d'or brusquement apparue dans leurs caves.

Selon toujours le même rapport d'interrogatoire de Thoms, *« la Reichsbank semble avoir agi en agent personnel de Himmler dans la*

---

[222] Cf. Le Bor Adam, *Les banquiers…*, op. cit., 1997, pp. 67-71.

conversion du fruit des pillages de la SS en avoirs financiers orthodoxes. » Il ajoute ensuite que seuls une poignée de gens connaissaient les noms de code « Max Heiliger », « Melmer » et leur signification.

D'après le même principe, de nombreuses banques allemandes ont utilisé à leur profit l'or fondu des dents. En effet, la Reichsbank a livré, par exemple, 23 lingots de l'or Melmer à la Dresdner Bank, alors que la Deutsche Bank en a reçu 323 kg.

Il y a eu en tout 76 ou 77 transports vers la Suisse, chaque fois, un camion plein à ras bord. Des employés de la banque se saisissaient de la marchandise et en remplissaient des sacs marqués Reichsbank.

Le 8 mai 1940, la Reichsbank[223] a ouvert un compte à la Banque nationale suisse, deux jours avant l'offensive de la Wehrmacht, à l'ouest.

Les dirigeants de la Reichsbank étaient parfaitement au courant de la provenance de l'or qu'ils recevaient dans leurs caves. Il suffit de lire la justification de jugement contre l'ancien président de la Reichsbank.

> "... die SS (lieferte) an die Reichsbank die persönliche Habe und Wertgegenstände, die den Opfern, die in den Konzentrationslagern umgebracht worden waren, abgenommen waren. Die Reichsbank behielt die Münzen und Banknoten zurück und schickte die Juwelen, Uhren und persönlichen Gegenstände an die städtischen Pfandleihämter in Berlin. Das von Brillen stammende Gold sowie Goldzähne und Plomben wurden in den Gewölben der Reichsbank aufbewahrt."[186]

[224]

> *« ... Les SS livraient à la Reichsbank les biens et objets de valeur personnels pris sur les victimes qui avaient été tuées dans les camps de concentration. La Reichsbank conservait les pièces et les billets et envoyait les bijoux, montres et autres objets personnels aux services de gages communaux de Berlin. L'or provenant des lunettes ainsi que les dents en or et les plombages étaient conservés dans les caves de la Reichsbank. »*

William Shirer[225], après avoir discuté avec Emil Puhl, note : *« Cette conversation ne laissait aucune place au doute : les objets en question venaient de Juifs tués dans les camps de concentration. Il s'agissait de bagues, de montres, de montures de lunettes, de lingots d'or, d'alliances, de broches, d'épingles, de dents en or et autres objets de valeur. »*

---

[223] Cf. Rings Werner, *L'or…*, op. cit., 1985, p. 48.
[224] Cf. Schulz Wilhelm, *Zur Organisation,…*, op. cit., 1989, p. 64.
[225] Cf. Le Bor Adam, *Les banquiers…*, op. cit., 1997, p. 71.

Les filières d'exploitation internationales

La Reichsbank commercialise son or sous forme de lingots et de monnaies. Elle fait raffiner l'or en barres livré par Melmer en lingots à haute teneur en or pur. Mais, ces lingots n'ont pas la forme usitée dans les échanges d'or internationaux, pratiqués entre banques centrales. Rappelons l'estampille à l'effigie du Reich allemand pour faire croire à une provenance d'avant-guerre. Les stocks d'or envoyés en Suisse et ailleurs sont soigneusement répertoriés, et enregistrés. La Banque nationale suisse connaît l'identité de tous les lingots qui sont entrés dans ses caves. Chacun des lingots déposés à Berne a sa carte d'identité[226]. L'alliage seul d'un lingot permet de déterminer sa provenance. Herzog, un enquêteur viennois sur l'or nazi, était chargé de consigner les entrées et les sorties d'or d'Allemagne pendant les 5 années de guerre. Il a enregistré ainsi le nombre de barres, les numéros de comptes et pour les lingots d'or, le poids, les quantités.

En ce qui concerne l'or Melmer[227], après plusieurs enquêtes, du 20/05/43 au 05/01/45, il a déterminé que *« 55 barres de l'or Melmer sont parties pour la Deutsche Bank (638,4 kg), 23 barres de l'or Melmer pour la Dresdner Bank (261,6 kg), 17 barres de l'or Melmer au Consorzio Italiano Exportazione Aeronautiche à Rome (211,6 kg). A destination de la Suisse, 3 barres de l'or Melmer (37,5 kg) sont parties à la Schweizer Nationalbank de Berne, 6 barres de l'or Melmer pour les Monnaies de Prusse (Preussiche Münze), une barre à la Devisenreserve. Trois lingots sont restés à la Reichsbank. »*

Avec les francs suisses, les nazis ont pu, dès 1940, régler leurs fournisseurs de matières premières. Il a été calculé que la valeur de l'or transféré par les nazis dans la Confédération[228] a totalisé de 1 640 selon la Banque nationale à 1 716 millions de francs suisses, selon les douanes[229].

La chambre forte, dans laquelle on « opérait » avec cet or, était une pièce carrée de 120 m^2 et, le long des murs, se dressaient des armoires d'acier aux portes grillagées (94). Coulé en barres de 12 kg, l'or était empilé dans ces compartiments. Chaque lingot portait l'estampille de

---

226 Cf. Ziegler Jean, *La Suisse,...*, op. cit., 1997, p. 78.

227 Cf. Picaper Jean-Paul, *Sur la trace...*, op. cit., 1998, pp. 249, 250.

228 Cf. Rings Werner, *L'or...*, op. cit., 1985, p. 47.

229 Cf. Perrenoud Marc, « Aperçu des relations économiques et financières de la Suisse avec l'Allemagne", in *Revue d'Histoire de la Shoah*, n°163, 1998, pp. 112-126.

la banque centrale qui l'avait fondu et qui garantissait son poids, et sa pureté.
Sur la porte de chaque armoire, un carton indiquait le nombre de barres et la banque centrale d'origine. Une fois par semaine, trois responsables de la Banque nationale suisse descendaient pour procéder à un recensement du stock. Le bâtiment était gardé par une unité de l'armée suisse.
Pour régler les créanciers de l'Allemagne, on transférait l'or tout simplement d'une armoire à l'autre[230]. On a ouvert 110 fois la grille allemande pour placer dans les armoires 24 460 barres d'or et 225 fois pour les en sortir. Cette chambre forte de Berne recelait l'or volé dans les banques centrales des pays occupés. Il y avait d'autres stocks confidentiels à Zurich et Lucerne ainsi que dans le réduit alpin.
Fin 1942, 80 % des entreprises suisses productrices d'instruments de précision, 75 % de l'industrie horlogère suisse productrice de détonateurs à horloge, 70 % de l'industrie suisse électrique ainsi que 60 % de l'industrie suisse d'armement travaillent pour l'Allemagne qui les rémunère avec l'argent généré par les échanges d'or avec les Banques helvètes.
En 1942-1943, les gouvernements alliés connaissent la provenance douteuse de l'or allemand. Ils menacent les pays neutres de sanctions économiques si ces derniers continuent d'accepter cet or. Le commerce d'or avec l'Allemagne est bientôt bloqué. Le Portugal et l'Espagne ne veulent plus de l'or nazi. Un véritable embargo voit le jour. Le vice-président de la Banque nationale suisse a alors l'idée de *« transformer l'or allemand indésirable en or suisse très recherché ou en francs suisses acceptés partout et à la valeur stable*[231] *»*. Les lingots allemands seront refondus et estampillés à l'effigie de la Banque nationale suisse. Plus rien ne s'oppose dès lors à la reprise du commerce. Les importations allemandes reprennent et le conflit armé se prolonge dès lors. D'ailleurs, en 1943, Walther Funk avoue que l'Allemagne n'aurait *« pas tenu plus de deux mois »* si la Suisse avait cessé de fournir des devises pour son or[232].

---

[230] Cf. Rings Werner, *L'or…*, op. cit., 1985, pp. 49, 53, 106.
[231] Cf. Rings Werner, *L'or…*, op. cit., 1985, p. 42.
Les banquiers suisses touchaient bien évidemment un pourcentage d'intérêts sur la refonte des lingots allemands.
[232] Cf. Picaper Jean-Paul, *Sur la trace…*, op. cit., 1998, pp. 19, 28-29, 31.

Les transferts d'or allemand vers la Suisse n'ont pas cessé de croître. Ils sont passés à 590 millions de francs suisses en 1943 et ne sont tombés à 16,8 millions que pendant les quatre derniers mois de 1945, faute de moyens de transport.
Le nom du convoyeur a été donné par une note de la caisse centrale de la Reichsbank, en date du mois de mars 1944. Il s'agissait du conseiller ministériel, le Docteur Fritz Maede, représentant du ministère des Finances du Reich à Sigmaringen. Il allait très régulièrement à Berne pour surveiller les stocks d'or allemand et leur métamorphose en francs suisses.
Une seule fois, son chef, Emil Puhl, vice-président de la Reichsbank, a accompli le travail sans lui : en janvier 1945. Emil Puhl a apporté de l'or, 7 tonnes, en garantissant son appartenance à des stocks d'avant-guerre. Mais, il s'agissait encore de dents en or fondues.
Le 22 février 1944, Washington envoie à Berne une *Gold Declaration* l'avertissant que la Suisse devrait rendre des comptes sur ses achats d'or. Un haut fonctionnaire de la Banque nationale en avait été informé auparavant. Toutefois, ce n'est qu'après que la Bulgarie et la Roumanie se sont détournées de Hitler, après la reconquête de l'Italie par les Alliés et la libération de Paris, alors que les troupes américaines sont à Aix-la-Chapelle, que les banquiers helvètes ont décidé de changer de politique.
A partir du 8 mars 1945, les Suisses se sont engagés à ne plus acheter d'or aux Allemands, à identifier et à localiser le butin allemand, suite à un accord passé avec les Etats-Unis, la France, et la Grande-Bretagne.
Au début d'avril 1945, alors que le Reich est partiellement occupé et sur le point de capituler, les Allemands doivent encore 17 millions de francs suisses qu'ils ont promis de régler en or aux Suisses. Le 13 avril 1945, la Banque nationale suisse a envoyé un camion de son armée et un de ses directeurs à la frontière allemande, à Kreuzlingen, pour aller quérir le dernier chargement d'or du Reich. Elle avait appris que 4 tonnes de monnaies et 2 tonnes de lingots avaient été transportées à la filiale de la Deutsche Reichsbank de Constance, à quelques kilomètres de la frontière pour les mettre à l'abri des Russes. Mais, le camion helvétique s'est vu interdire l'accès au territoire allemand. Les banquiers suisses ont graissé la patte d'ambulanciers américains. C'est ainsi que le dernier or des nazis a pénétré en Suisse dans un véhicule de la Croix Rouge, à un moment où l'on savait que

les nazis avaient dépouillé de leur or jusqu'aux morts des camps de concentration[233].

1940	125,9
1941	269,0
1942	458,4
1943	588,9
1944	258,1
1945	15,8
	1716,1

Importations d'or de la Banque suisse en provenance d'Allemagne en millions de francs suisses[234] (Expéditeur : Reichsbank allemande).

La BRI, Banque des règlements internationaux, a été le second canal financier du Troisième Reich, pour le transfert d'or volé[235].

La BRI a été fondée en 1930, par les banques centrales du monde entier pour pouvoir, aux termes du plan Young, transférer les dommages de guerre que l'Allemagne, après le premier conflit mondial, devait verser à ses anciens adversaires[236]. Ce sont la Banque d'Angleterre, la Banque d'Italie, la Reichsbank, la Banque de France et la First National Bank. Parmi ses administrateurs, on trouvait notamment Walther Funk et Emil Puhl, tous deux dirigeants de la Reichsbank.

Les Allemands ont maintenu de bonnes relations avec la BRI, car ils comptaient sur elle pour édifier un système financier international, une fois la guerre terminée. Aussi ont-ils continué à payer les intérêts annuels de leur dette de guerre qui s'élevaient à 10 à 12 millions de francs suisses, dont ils ont perçu, en tant que membres du conseil d'administration de la BRI, des dividendes tout au long de la guerre.

L'or volé à Auschwitz ou sur le front de l'Est était transmis à la BRI, via Berlin. Cet or était collecté par les nazis et les Sonderkommandos des chambres à gaz.

Témoignant en mai 1946 au procès de Nuremberg, Funk a déclaré que Puhl avait été chargé de l'or déposé par la Gestapo et la SS, à la Reichsbank, avant d'être expédié en Suisse. Dents des victimes de

[233] Cf. Picaper Jean-Paul, *Sur la trace…*, op. cit., 1998, p. 29.

[234] Cf. Rings Werner, *L'or…*, op. cit., 1985, p. 157.

Source officielle : Statistique de la Direction générale des douanes concernant les importations et les exportations d'or à des fins de transaction bancaire 1940-1945.

[235] Cf. Picaper Jean-Paul, *Sur la trace…*, op. cit., 1998, pp. 223-229.

[236] Cf. Le Bor Adam, *Les banquiers…*, op. cit., 1997, pp. 98-116.

l'Holocauste, pièces, montres, étuis à cigarettes étaient fondus en lingots pesant chacun 20 kg. L'or volé n'était pas envoyé directement à la BRI, mais déposé sur un compte à la Banque nationale suisse. En 1945, les responsables de celle-ci ont déclaré à un représentant du Trésor américain, Orvis Schmidt, que, pour s'assurer que l'or en question n'était pas d'origine frauduleuse, ils avaient exigé, pour chaque envoi, une déclaration en ce sens d'un responsable de la Reichsbank qui n'était autre qu'Emil Puhl. Funk a affirmé à Nuremberg : *« Il était très difficile de payer en or... Il n'y a qu'en Suisse que nous pouvions l'échanger. »* Les nazis ont payé également en or volé une partie des intérêts versés à la BRI. Les administrateurs de celle-ci se sont satisfaits aisément des vagues assurances de la Reichsbank, comme leurs collègues de la Banque nationale suisse. Il est vrai que Funk et Puhl faisaient partie du bureau directeur... La BRI a reçu 12 à 13 tonnes d'or de la Reichsbank.

Sur ces 12 tonnes d'or perçues, 6 étaient clairement en possession de la Reichsbank avant la guerre, 4 tonnes semblent avoir été de l'or belge et hollandais[237]. Ils restent 2 à 3 tonnes dont l'origine semble douteuse. Ces tonnes d'or ont été déposées à la Banque nationale suisse.

[237] Cf. Picaper Jean-Paul, *Sur la trace...*, op. cit., 1998, pp. 223-229.

Témoignages : Melmer et Thoms

Il est essentiel de distinguer les deux témoignages suivants du reste du texte, car les deux personnes concernées sont au cœur du trafic de l'or (dentaire) et de son exploitation, tant sur le plan national qu'international. Il s'agit du SS-Hauptsturmführer Bruno Melmer et de l'employé de la Reichsbank, Albert Thoms.

- *SS-Hauptsturmführer Bruno Melmer (1909 - ?)*

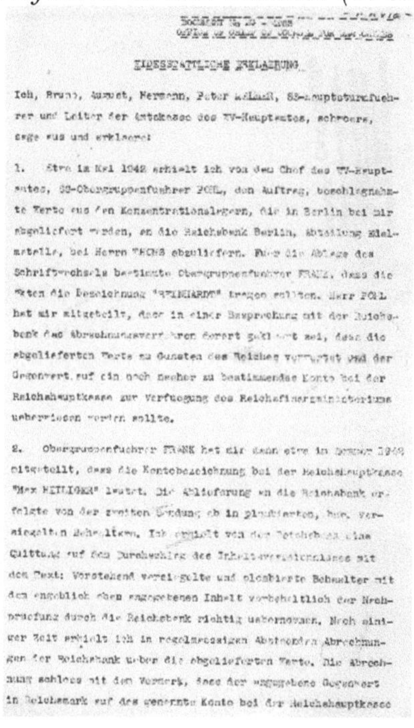

[illegible]

EIDESSTATTLICHE ERKLAERUNG

Ich, Bruno, August, Hermann, Peter MELMER, SS-Hauptsturmfuehrer und Leiter der Amtskasse des WV-Hauptamtes, schwoere, sage aus und erklaere:

1. Etwa im Mai 1942 erhielt ich von dem Chef des WV-Hauptamtes, SS-Obergruppenfuehrer POHL, den Auftrag, beschlagnahmte Werte aus den Konzentrationslagern, die in Berlin bei mir abgeliefert wurden, an die Reichsbank Berlin, Abteilung Edelmetalle, bei Herrn THOMS abzuliefern. Fuer die Ablage des Schriftwechsels bestimmte Obergruppenfuehrer FRANK, dass die Akten die Bezeichnung "REINHARDT" tragen sollten. Herr POHL hat mir mitgeteilt, dass in einer Besprechung mit der Reichsbank das Abrechnungsverfahren dorart geklaert sei, dass die abgelieferten Werte zu Gunsten des Reiches verwertet und der Gegenwert auf ein noch naeher zu bestimmendes Konto bei der Reichshauptkasse zur Verfuegung des Reichsfinanzministeriums ueberwiesen werden sollte.

2. Obergruppenfuehrer FRANK hat mir dann etwa im [illegible] 1942 mitgeteilt, dass die Kontobezeichnung bei der Reichshauptkasse "Max HEILIGER" lautet. Die Ablieferung an die Reichsbank erfolgte von der zweiten Sendung ab in plombierten, bzw. versiegelten Behaeltern. Ich erhielt von der Reichsbank eine Quittung auf dem Durchschlag des Inhaltsverzeichnisses mit dem Text: Vorstehend versiegelte und plombierte Behaelter mit dem angeblich oben angegebenen Inhalt vorbehaltlich der Nachpruefung durch die Reichsbank richtig uebernommen. Nach einiger Zeit erhielt ich in regelmaessigen Abstaenden Abrechnungen der Reichsbank ueber die abgelieferten Werte. Die Abrechnung schloss mit dem Vermerk, dass der angegebene Gegenwert in Reichsmark auf das genannte Konto bei der Reichshauptkasse

DOCUMENT No NG - 4983
------(CONT.)----

-2-

zur Verfuegung des Reichsfinanzministeriums ueberwiesen sei, d.h., dass der Erloes aus der Verwertung der Devisen, des angefallenen Schmuckes und der Edelmetalle in Reichsmark an das Finanzministerium gezahlt wurde.

Diese Aussagen habe ich freiwillig gemacht, ohne jedwedes Versprechen auf Belohnung und ich war keinerlei Zwang oder Druck ausgesetzt. Ich habe diese Erklaerung sorgfaeltig durchgelesen und eigenhaendig gegengezeichnet, habe die notwendigen Korrekturen vorgenommen und mit meinem Anfangsbuchstaben gegengezeichnet und erklaere hiermit unter Eid, dass alle die von mir in dieser Eidesstattlichen Erklaerung angegebenen Tatsachen nach meinem besten Wissen und Gewissen der vollen Wahrheit entsprechen.

Nuernberg, den 11. Februar 1948

gez. Bruno MELMER
Bruno August Hermann Peter MELMER

Before me, Larry L. WOLFF, US-Civilian, AGO indentification number A-442665, Interrogator, Evidence Division, Office of Chief of Counsel for War Crimes appeared Bruno August Hermann Peter MELMER to me known, who in my presence signed the foregoing statement (Erklaerung) consisting of two (2) pages in the German language and swore that the same was true on the 11th day of February 1948

signed: Larry L. WOLFF

" A CERTIFIED TRUE COPY "

Dans sa déclaration signée du 11 février 1948 devant le bureau d'enquêtes américain pour les crimes de guerre, le SS-Hauptsturmführer Bruno Melmer[238], responsable du bureau de paiement du SS-WVHA et de la remise des valeurs issues des camps de concentration à la Reichsbank au nom du Ministère des Finances, décrit son action.

[238] Cf. C. D. J. C., document CXXVIa-120, Paris, 2002.
Déclaration enregistrée le 21 février 1948 par Walter Speyer. Melmer a survécu à la guerre et à la dénazification.

Déclaration assermentée

Moi, Bruno, August, Hermann, Peter Welmer, SS-Hauptsturmführer et chef de la caisse du WVHA, jure, dis et déclare :

1. Vers le mois de mai 1942, je reçus de la part du chef du WVHA, le SS-Obergruppenführer Pohl, la mission de livrer à Monsieur Thoms, Reichsbank de Berlin, section des métaux précieux, tous les objets de valeur saisis dans les camps de concentration qui étaient livrés chez moi, à Berlin. L'Obergruppenführer Frank décida que toute la correspondance à ce sujet devait être classée dans un dossier intitulé « Reinhardt ». Monsieur Pohl me fit savoir que, lors d'une réunion avec la Reichsbank, le processus de comptabilité avait été réglé comme suit : les biens livrés devaient être utilisés au profit du Reich et les gains en résultant devaient être versés sur un compte à préciser, ce compte se trouvant à la caisse principale du Reich et devant être mis à la disposition du ministère des finances du Reich.
2. Pendant l'été 1942, l'Obergruppenführer Frank me fit savoir, que le compte à la Reichshauptkasse portait le nom de code « Max Heiliger ». A partir de la seconde fois, les livraisons à la Reichsbank eurent lieu sous forme de récipients plombés ou scellés. Je recevais un récépissé sur la copie (papier carbone) de la liste du contenu avec ce texte : le récipient scellé et plombé avec le contenu indiqué, sous réserve de vérification du contenu a bien été reçu par la Reichsbank. Peu de temps après, je recevais à intervalles réguliers des décomptes de la Reichsbank concernant les valeurs livrées. Le décompte se terminait par la remarque que la somme indiquée en Reichsmark avait été versée sur le compte nommé ci-dessus auprès de Reichshauptkasse et que ce compte était à la disposition du ministère des finances du Reich. Cela signifie que les gains provenant de l'utilisation des devises, des bijoux et des métaux précieux étaient versés en Reichsmark au ministère des finances.

J'ai fait ces déclarations de mon plein gré, sans être influencé par aucune promesse de récompense et je n'ai été soumis ni à la pression ni à la force. J'ai relu avec attention cette déclaration et l'ai signée en mains propres, y ai apporté les corrections nécessaires et signé avec mes initiales. Je déclare ainsi sous serment que tous les faits décrits par moi dans cette déclaration sous serment sont la vérité pure, autant que le garantissent mes connaissances et ma bonne volonté.

Nuremberg, le 11 février 1948.

Signé : Bruno Mellmer.
Bruno August Hermann Peter Mellmer.

Devant moi, Larry L. Wolff, civil américain, numéro d'identification AGO A-442665, interrogateur, division Evidence, bureau du chef du conseil pour les crimes de guerre, a été présenté Bruno August Hermann Peter Mellmer qui, en ma présence, à signé la déclaration précédente, composée de deux pages en langue allemande et juré leur véracité le 11 février 1948.

Signé : Larry L. Wolff

« Copie certifiée conforme »

- *Albert Thoms (? – 1946)*

Dans sa déclaration du 8 mai 1946 devant le Capitaine Joseph Benda de l'U.S. Army, Albert Thoms rapporte son expérience[239].

[239] Cf. Strzelecki Andrzej, 2000, pp. 142-145.

8. Mai 1946

1. Eine der ersten Maßnahmen in der Reihe der staatlichen Konfiskationen in Deutschland war eine Verordnung des Vier-Jahres-Plans vom 26. April 1938, mit der alle Juden aufgefordert wurden, eine Vermögenserklärung mit Angabe der Schätzungswerte abzugeben. Es folgte dann eine Reihe von Verordnungen, die zunächst den Verkehr mit derartigem Vermögen verboten und später die Besitzer anwiesen, ihre Juwelen und Silbergegenstände bei den Pfandhäusern der Gemeinden zum Umtausch in Geld einzuhändigen und Wertpapiere bei den Devisenbanken zu deponieren. Die Ausführungsanweisungen zu diesen Verordnungen wurden vom Wirtschaftsminister erlassen. Am 21. Februar 1939 erging eine Anordnung, derzufolge Juden gezwungen waren, ihr persönliches Vermögen den zuständigen Stellen abzuliefern. Ich weiß nicht bestimmt, ob die Erträgnisse vom Verkauf der auf diese Weise konfiszierten Gegenstände dem Finanzministerium oder den örtlichen Selbstverwaltungsstellen gutgeschrieben wurden.

2. Eine gewisse Gruppe dieser Gegenstände ging gewöhnlich an die Reichsbank. Dazu gehörten Goldmünzen und Goldbarren.

3. Abgesehen von Goldmünzen und Goldbarren hatte also die Reichsbank mit diesem Plan der Eigentumskonfiskation nichts zu tun.

4. Das erste Mal, daß die Reichsbank in die Lage kam, sich mit Juwelen zu befassen, war, als ihr zuerst Wehrmachtbeute zuging, und zwar gewöhnlich von Reichsbanknebenstellen, die nahe an der Westfront lagen. Diese Nebenstellen übersandten die Juwelen an die Reichsbank, die ihrerseits die Gegenstände sofort an die Reichshauptkasse weitersandte und die Herkunftsstelle benachrichtigte.

5. Aber im Sommer 1942 wurde ich in das Büro des Reichsbankdirektors Frommknecht gerufen, der mir sagte, daß die Reichsbank eine Sondertransaktion durchführen werde, von der er sehr wenig wisse. Aber, sagte er, Puhl wisse alle Einzelheiten und wollte mich deshalb sprechen. Ich begab mich in Puhls Büro und Puhl setzte mir ausein-

ander, daß die Reichsbank als Treuhänder für die SS beim Empfang und bei Verfügung über Depositen auftreten werde. Er sagte mir, daß die SS die üblichen Vermögensgegenstände einliefern werde, mit denen die Reichsbank sich befasse, nämlich Gold, Silber und Devisen. Er erklärte mir aber auch, daß die SS die Absicht gehabt habe, eine ganze Anzahl von Vermögensgegenständen anderer Art abzuliefern, wie z.B. Juwelen, und es müsse ein Weg gefunden werden, darüber zu verfügen. Ich machte Herrn Puhl den Vorschlag, daß wir die Gegenstände der Reichshauptkasse übersenden sollten, wie wir es im Falle der Wehrmachtbeute machten, oder daß die Gegenstände vom Reichsführer SS unmittelbar dem Pfandhaus zur Verfügung gestellt werden könnten, sodaß die Reichsbank nicht mehr damit zu tun habe, als in dem Fall des konfiszierten jüdischen Vermögens. Puhl sagte mir, daß dies nicht in Frage komme und daß Vorkehrungen getroffen werden müßten, um diese nicht üblichen Vermögensgegenstände zu behandeln, damit die ganze Angelegenheit geheim gehalten werde.

6. Diese Unterhaltung mit Puhl fand kurze Zeit, ungefähr zwei Wochen vor der ersten Ablieferung statt, die am 26. August 1942 stattfand. Die Unterhaltung spielte sich im Büro des Herrn Puhl ab; sonst war niemand anwesend. Ich weiß nicht mehr, ob Herr Frommknecht während der ganzen Zeit anwesend war, und Puhl sagte, es sei von großer Wichtigkeit, die Sache mit niemand zu erörtern, sie vielmehr streng geheim zu behandeln, daß es sich um eine Sondertransaktion handle und wenn jemand frage, solle ich sagen, daß es mir verboten sei, darüber zu sprechen.

7. Das war das erste Mal seit langer Zeit, daß ich jemals Gelegenheit hatte, mich mit Puhl über dienstliche Angelegenheiten zu besprechen. Da Puhl Vizepräsident war, hatte ich sehr selten mit ihm zu tun. Gewöhnlich hatte ich nur mit dem Reichsbankdirektor zu tun, der die Kasse unter sich hatte, Herrn Frommknecht, oder mit dem Reichsbankdirektor, der die Devisen unter sich hatte, Herrn Reinel. Der einzige andere Fall, an den ich mich erinnere, mit Puhl zu tun gehabt zu haben, betraf die Goldsituation in Belgien.

8. Herr Puhl sagte mir, daß wenn ich irgendwelche Fragen in dieser Angelegenheit hätte, ich mit Brigadeführer FRANK oder mit Gruppenführer oder Obergruppenführer WOLFF von der Wirtschaftsabteilung der SS in Verbindung treten solle. Ich kann mich daran erinnern,

daß ich die Telefonnummer dieses Büros erhielt, und ich glaube ich besinne mich darauf, daß Herr Puhl sie mir gegeben hat. Ich rief Brigadeführer FRANK hierwegen an und er teilte mir mit, daß die Ablieferungen per Lastauto erfolgen werden und daß sie unter dem Befehl eines SS-Mannes, namens MELMER, stehen würden. Es wurde die Frage erörtert, ob Melmer in Uniform oder Zivil kommen solle. Ich wurde lediglich angewiesen, Melmer eine vorläufige bedingte Quittung für die Kisten, die die Ablieferungen enthielten, auszustellen, und Frank sagte mir, daß Melmer mir später sagen werde, welchen Konten der Erlös der Gegenstände nach deren Verwertung gutzuschreiben sei.

9. Ich glaube nicht, daß jemand diese Unterhaltung mit angehört hat. Ich sprach von meinem Büro aus, das von den anderen Büros durch Glaswände getrennt war.

10. Als jedoch die erste Ablieferung erfolgte, erschien zwar Melmer in Zivil, aber ein oder zwei SS-Leute in Uniform standen Wache, und nach der ersten oder zweiten Ablieferung wußten die meisten Leute in der Hauptkasse und fast jeder in meinem Büro alles über die SS-Ablieferungen.

11. Bei Erhalt der Waren ging man in der Weise vor, daß die Waren auf die entsprechenden Abteilungen der Reichsbank zur Behandlung und Verfügung verteilt wurden. Die Aktien, Wertpapiere und Anleihen wurden der Wertpapierabteilung überwiesen. Münzen und Gold behielt ich in der Edelmetallabteilung, ebenso Juwelen. Bei den ersten Ablieferungen hatte Melmer immer eine kurze Inhaltserklärung über die Ablieferungen, auf deren Original ich als Quittung eine Reichsbankunterschrift setzte. Dann wurde eine genaue Liste der Gegenstände aufgenommen und eine endgültige Quittung an Melmer ausgehändigt. Später fertigte die Reichsbank sogar auch die abgekürzte vorläufige Quittung aus.

12. In der ersten Erklärung der Reichsbank, die von mir unterschrieben war, war eine Frage an Melmer über das Konto, auf dem der Erlös gutgebracht werden sollte, enthalten. In Beantwortung dessen teilte mir Melmer mündlich mit, daß der Erlös auf ein Konto „Max Heiliger" gutgebracht werden sollte. Ich bestätigte dies dem Rechnungsdirektor Patzer vom Finanzministerium telefonisch und bestätigte die mündliche Unterhaltung in meiner zweiten Erklärung an Melmer vom 16. November 1942.

13. Nach einigen Monaten kam Puhl zu mir und fragte mich, wie es mit den Melmer-Ablieferungen stehe und sagte, daß sie vermutlich bald vorbei sein würden. Ich sagte Puhl, daß es mir nach der Art und Weise, in der die Ablieferungen hereinkämen, den Anschein habe, als wenn diese im Anwachsen begriffen seien.

14. Eines der ersten Anzeichen für die Herkunft dieser Gegenstände ergab sich daraus, daß ein Paket mit Papieren den Stempel „Lublin" trug. Dies war anfangs 1943. Ein anderer Hinweis konnte daraus entnommen werden, daß einige Gegenstände den Stempel „Auschwitz" trugen. Wir alle wußten, daß an diesen Plätzen Konzentrationslager waren. Bei der zehnten Ablieferung im November 1942 tauchten Goldzähne auf. Die Menge der Goldzähne wuchs in ungewöhnlicher Weise.

15. Das Berliner Pfandhaus verfügte zu Gunsten der Reichsbank über die Juwelen. Die Wertpapierabteilung verfügte über die Wertpapiere. Es wurde jedoch nur über Inhaberpapiere verfügt, und die Reichsbank besitzt noch alle auf den Namen des Besitzers ohne Indossament ausgestellten Papiere. Wie Sparkassenbücher einkassiert wurden, weiß ich nicht. Herr Eugen Deter und Herr John von der Wertpapierabteilung müßten das wissen.

16. Die ersten Sparkassenbücher kamen in der 23. Ablieferung vom 24. April 1943 vor.

17. Ich verstehe englisch und verstehe insbesondere alles vollständig, was vorstehend geschrieben wurde.

Unterschrift: Albert Thoms
Albert Thoms

Von mir heute am 8. Mai 1946
unterschrieben
Joseph A. Benda
Capt. AGD
U.S. Army

8 mai 1946

1. L'une des premières mesures dans la série des confiscations nationales en Allemagne fut une ordonnance du plan de 4 ans du 26 avril 1938, selon laquelle tous les Juifs étaient obligés de fournir une déclaration de leurs biens avec indication de la valeur. Puis suivit une série d'ordonnances qui, tout d'abord, interdisaient le contact avec de tels biens et ensuite informaient leurs possesseurs qu'ils devaient remettre leurs bijoux et objets en argent à des maisons de prêt dans les communes, pour qu'ils soient échangés contre de l'argent, et de déposer leurs titres dans les banques de devises. Les détails sur ces ordonnances furent émis par le ministère de l'économie. le 21 février 1939 fut publiée une ordonnance, selon laquelle les Juifs étaient contraints de donner leur bien personnel aux services préposés. Je ne sais pas exactement si les gains de la vente des objets confis- [240]

[240] Cf. Strzelecki Andrzej, 2000, pp. 142-145.

confisqués de cette manière revinrent au ministère des finances ou aux services de l'administration propre.

2. Une certaine partie de ces objets revenait normalement à la Reichsbank. Par exemple, les pièces en or et les barres en or.
3. Sauf pour les pièces et les barres en or, la Reichsbank n'avait rien à voir avec le plan de confiscation de la propriété.
4. La première fois que la Reichsbank dut d'occuper de bijoux arriva lorsqu'elle recut d'abord du butin de la Wehrmacht, le plus souvent en provenance de filiales de la Reichsbank qui se trouvaient près du front de l'ouest. Les filiales envoyaient les bijoux à la Reichsbank, qui de son côté transmettait immédiatement les objets à la caisse principale du Reich et qui en informait l'expéditeur d'origine.
5. Mais en été 1942, je dus me rendre dans le bureau du directeur de la Reichsbank, Frommknecht, qui me dit que le Reichsbank allait exécuter une transaction spéciale, mais qu'il n'avait pas beaucoup d'informations. Mais, dit-il, Puhl savait tous les détails et voulait me parler à ce sujet. Je me rendis dans le bureau de Puhl et Puhl m'expliqua [143] que la Reichsbank allait servir d'administrateur fiduciaire pour la SS pour la réception et la garde de dépôts. Il me dit que la SS allait livrer les objets habituels auxquels la Reichsbank avait affaire, donc avec de l'or, de l'argent et des devises. Mais il m'expliqua également que la SS avait l'intention de livrer un grand nombre d'autres objets de valeur, comme par exemple des bijoux et qu'il fallait trouver un moyen de pouvoir en disposer. Je proposai à Monsieur Puhl d'envoyer ces objets à la Reichshauptkasse, comme nous l'avions fait pour le butin de la Wehrmacht, ou alors que les objets du Reichsführer SS puissent être mis directement à la disposition de l'établissement de prêt, de telle sorte que la Reichsbank n'ait plus rien à faire avec eux, comme dans le cas des biens confisqués aux Juifs. Puhl me dit qu'il n'en était pas question et que des mesures devaient être prises pour traiter ces objets non habituels, afin que l'affaire reste secrète.
6. Cette discussion avec Puhl eut lieu environ deux semaines avant la première livraison, qui arriva le 26 août 1942. La discussion eut lieu dans le bureau de Puhl. Il n'y avait personne d'autre. Je ne sais plus si Frommknecht était là pendant la conversation et Puhl me dit qu'il était de la plus grande importance de ne parler à personne de cette affaire, de la traiter très secrètement, qu'il s'agissait d'une transaction spéciale et que si quelqu'un demandait, je devais dire que je n'avais pas le droit d'en parler.
7. C'était la première fois depuis longtemps que j'avais l'occasion de discuter d'affaires professionnelles avec Puhl. Comme Puhl était vice-président, je n'avais que très rarement affaire à lui. Habituellement, je n'avais affaire qu'avec le président de la Reichsbank, qui commandait la caisse, Mr. Frommknecht, ou avec le directeur de la Reichsbank, qui supervisait les devises, Mr. Reinel. La seule autre fois où j'eu affaire à Puhl et dont je me souviens concernait la situation de l'or en Belgique.

cembre 1942 apparurent des dents en or. La quantité des dents en or s'accrut de manière considérable.

15. L'établissement de prêt sur gages de Berlin disposait des bijoux au profit de la Reichsbank. Le service des titres disposait des titres de valeur. Mais seuls les papiers de propriété furent vendus et la Reichsbank dispose encore de tous les papiers établis au nom du propriétaire sans endossement. Je ne sais pas comment furent encaissés les livrets d'épargne. Mrs. Eugen Deter et Joh du service des titres doivent le savoir.
16. Les premiers livrets d'épargne arrivèrent avec la 23ème livraison du 24 avril 1943.
17. Je comprends l'anglais et comprends en particulier et parfaitement tout ce qui a été écrit ici.

Signature : Albert Thoms

Signé par moi aujourd'hui, 8 mai 1946, Joseph A. Benda, Capt. AGD, US Army[241]

[241] Cf. Strzelecki Andrzej, 2000, pp. 142-145.

Soins dentaires aux officiers SS

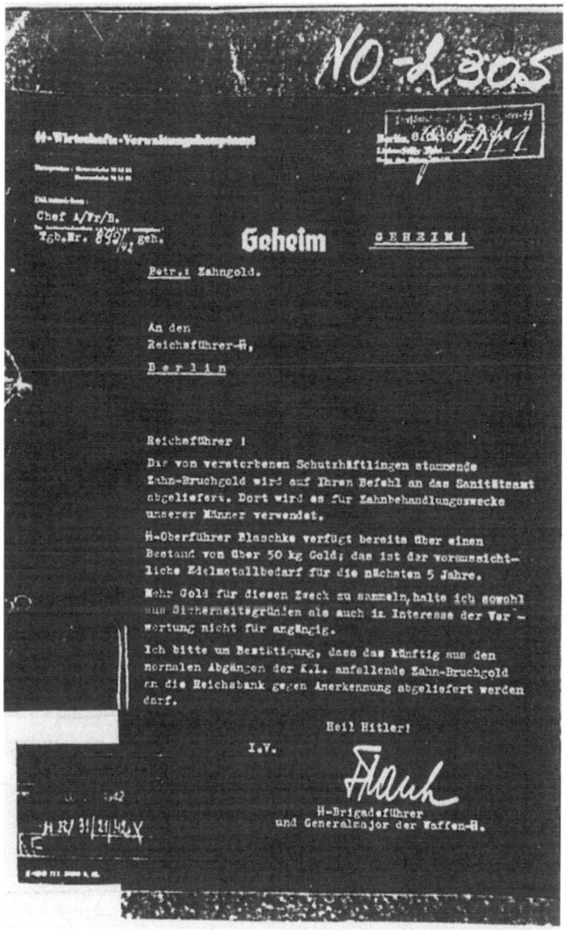
NO-2305

SS-Wirtschafts-Verwaltungshauptamt

Chef A/Fr/B.
Tgb.Nr. 892/42 geh.

Geheim

GEHEIM!

Betr.: Zahngold.

An den
Reichsführer-SS,
Berlin

Reichsführer!

Das von verstorbenen Schutzhäftlingen stammende Zahn-Bruchgold wird auf Ihren Befehl an das Sanitätsamt abgeliefert. Dort wird es für Zahnbehandlungszwecke unserer Männer verwendet.

SS-Oberführer Blaschke verfügt bereits über einen Bestand von über 50 kg Gold; das ist der voraussichtliche Edelmetallbedarf für die nächsten 5 Jahre.

Mehr Gold für diesen Zweck zu sammeln, halte ich sowohl aus Sicherheitsgründen als auch im Interesse der Verwertung nicht für angängig.

Ich bitte um Bestätigung, dass das künftig aus den normalen Abgängen der K.L. anfallende Zahn-Bruchgold an die Reichsbank gegen Anerkennung abgeliefert werden darf.

Heil Hitler!

I.V.

SS-Brigadeführer
und Generalmajor der Waffen-SS.

Répertorié par le tribunal de Nuremberg sous le n°2035
Référence nazie : SS Wirtschafts-Verwaltungshauptampt (SS-WVHA)
Référence d'envoi: Chef A/Fr/B.
Tgb.Nr.892/42geh. (secret)

SECRET

Objet : Or dentaire[242]

Adressé au Reichsführer SS

Berlin

Reichsführer !

L'or dentaire en morceaux provenant des prisonniers morts dans les camps de concentration est, conformément à votre ordre, livré au Service Sanitaire. Ce service l'utilise pour les soins dentaires de nos hommes.

---

[242] Cf. Staatsarchiv Nürnberg, 1999.

Le SS-Oberführer Blaschke dispose déjà d'un stock supérieur à 50 kgs : ceci représente les besoins prévisionnels en métal précieux pour les 5 prochaines années.
Je considère qu'il n'est pas admissible d'accumuler davantage d'or à cette fin, aussi bien pour des raisons de sécurité, que pour la mise à profit de ce bien.
Je demande confirmation de l'autorisation de livrer désormais l'or dentaire en morceaux résultant des pertes normales des camps de concentration, à la Reichsbank, contre reçu.
Heil Hitler !
I.V.
Commandant de Brigade SS
et Général de Brigade SS Frank

Rudi Glass, déporté alors à Buchenwald, se rappelle parfaitement :

SS-Unterscharführer Roman Scholz aus Ulm (Donau) behandelte unter anderen den SS-Oberscharführer Schmitz, der die Häftlingskantine leitete. Dieser erhielt nacheinander nicht weniger als 3 vollwertige Prothesen, bis ihm endlich die letzte davon gefiel. Dafür lieferte er an das SS-Behandlungspersonal Zigaretten und Tabak, die er den Beständen der Häftlingskantine entnahm.

Genau so wurde die Behandlung des SS-Oberscharführers Schmidt, der die Küche unter sihh hatte, von der Lieferung von Fleisch- und Wurstwaren durch ihn abhängig gemacht. Überhaupt erfuhren Patienten, die mit Zigaretten, Fleisch, Fett, Wurst oder Schnaps aufwarten konnten, eine bevorzugte Behandlung.

Einer besonderen Behandlung konnten sihh auch die weiblichen SS-Angehörigen erfreuen. Obwohl für sie seit längerer Zeit nur noch Behandlung zur Schmerzbeseitigung zugelassen war, wurde je nach persönlichem Gefallen jeder nur denkbare kosmetische Zahnersatz angefertigt. Die Korruption ging soweit, daß "Bräute" als Angehörige von SS-Männern erschienen, damit sie in den Genuß völlig kostenfreier Zahnbehandlung kamen. Sogar ganz fremde Personen, die durch Zufall Bekanntschaften mit dem SS-Personal der Zahnstation gemacht hatten, bekamen kostenlose, aber umso kostspieligere Zahnbehandlung. Das ging soweit, daß die beiden SS-Scharführer Scholz

nach außerhalb führen, um dort Privatpatienten mit Material ausder SS-Zahnstation zu behandeln. Als Gegenleistung empfingen sie Lebensmittel, Rauchwaren usw. Auch der SS-Oberscharführer Lothar Lenz beteiligte sich an solchen Reisen.

« Le SS-Unterscharführer Roman Scholz de Ulm soigna le SS-Oberscharführer Schmitz notamment qui dirigeait la cantine des détenus[243]*. Ce dernier a fait préparer trois prothèses précieuses à la suite, jusqu'à ce que la dernière lui plaise enfin. Pour cela, il a donné des cigarettes et du tabac qu'il a pris sur les stocks de la cantine des détenus, au personnel SS chargé des soins. De la même manière, le SS-Oberscharführer Schmitz, qui dirigeait la cuisine, a rendu l'accès aux soins possible en échange de viande et de charcuterie. Les patients qui se présentaient avec des cigarettes, de la viande, de la graisse, de la charcuterie ou de l'eau de vie, jouissaient de soins*

[243] Cf. Dokumentationsarchiv (D) des Österreichischen (Ö) Widerstandes (W), DÖW-Akten, Wien, Autriche, 2003.

meilleurs. Les femmes SS avaient droit à des soins particuliers. Bien qu'elles ne fussent plus admises depuis un certain temps que pour soulager leurs douleurs, elles se faisaient préparer toutes les prothèses dentaires cosmétiques possibles et inimaginables. La corruption en était arrivée à tel point que des fiancées se présentaient comme membres de familles SS afin de se faire soigner gratuitement les dents. Il y avait même des personnes étrangères qui avaient fait par hasard connaissance avec le personnel SS de la station dentaire et qui recevaient elles aussi gratuitement des soins très coûteux. Cela alla si loin que les deux SS-Scharführer conduisirent Scholz en dehors de la station dentaire afin d'y soigner des patients privés avec du matériel de la station dentaire SS. Ils obtenaient de la nourriture, du tabac, etc., en échange. Le SS-Oberscharführer Lenz participa aussi à de tels voyages. »

Si les stocks d'or dentaire utilisés à des fins de prothèse dentaire chez les officiers SS sont largement pourvus, comme nous venons de le voir – les soldats n'ayant droit qu'aux soins dentaires les plus basiques (détartrages, caries, extractions, traitements endodontiques) –, la corruption et le vol sont présents à tous les échelons de la hiérarchie SS.

Ainsi, une liste de dentistes, qui auraient été particulièrement impliqués dans la récupération de l'or dentaire à leur profit, a été réalisée par deux rescapés du camp de Mauthausen[244]. Elle concerne principalement ceux qui ont exercé à Mauthausen ou ceux qui en ont visité, un jour, les infrastructures (Jost, Pook[245]). Ces dentistes ou d'autres ont pu d'ailleurs avoir des agissements identiques dans d'autres camps.

---

[244] Cf. ISD-Sachdokumenten-Ordner Mauthausen 6, seite 43 (1999), © Internationaler Suchdienst, Bad Arolsen, Allemagne.

[245] Nous reviendrons dans un chapitre ultérieur sur l'implication et les condamnations des dentistes SS directement impliqués.

Verzeichnis der betreffenden SS-Zahnärzte, welche an dem Goldraub beteiligt waren.

Leitenden Zahnärzte für die Konzentrationslager in ganz Deutschland mit dem Sitz in Oranienburg/Berlin beim Chef des Amtes D III im SS-Wirtschafts-Verwaltungshauptamt.

SS-Sturmbannführer Dr. J o s t bis zum Jahre 1942

SS-Obersturmbannführer Dr. P o o k vom Jahre 1942 bis zuletzt

Leiter der SS-Zahnstation K.L. Mauthausen

SS-Hauptsturmführer Dr. Wilhelm H e n k e l , geboren 1909
seine Privat adresse war Offenbach/Main, Dreieichring 16.
in Mauthausen bis 1.9.943.

SS-Hauptsturmführer Dr. Walter L ü c k e r t aus Kassel

SS-Hauptsturmführer Dr. Kurt aus dem B r u c h, geboren 1911
Privatadresse Eisleben, Provinz Sachsen
in Mauthausen bis 30.4.1944

SS-Hauptsturmführer Dr. Walter H ö h l e r , geb.11.4.1907
Privatadresse Alsfeld/Oberhessen
derselbe dürfte in Ebensee oder Bad Ischl versteckt sein.

weitere SS-Zahnärzte vor dem Jahre 1941

SS-Hauptsturmführer Dr. Alfred M ü c k e ca 45 Jahre alt
aus Breslau

SS-Obersturmführer Dr. K a p p e
aus Seelow bei Berlin, wo auch seine Frau als Zahnärztin tätig ist.

SS-Hauptscharführer (Oberjunker) Dr. J ä g e r aus Augsburg

SS-Untersturmführer Dr. S e i f e r t aus Frankfurt/Main

SS-Sturmbannführer Dr. H e l b l i n g
zuletzt als leitender Zahnarzt in Rowno.

Hilfsdienste leistete diesen SS-Ärzten der SS-Oberscharführer Olf <u>Brandt</u>, geb.28.5.1893, Zahntechniker von Beruf im Zivil in Konstanz. Derselbe muß sich noch hier in der Umgebung aufhalten, wo er bei den Bauern eine größere Praxis ausübte.

In die Goldschiebungen war auch der SS-Hauptscharführer R o t h Martin Leiter des Krematorium K.L. Mauthausen verwickelt.

Sämtliche obige SS-Ärzte zeichneten sich als Säufer. teilweise Rauschgiftsüchtige, Sadisten, Schläger und Misshandler von Häftlingen ganz besonders aus.

Martin

Liste des dentistes SS impliqués dans le vol de l'or

Dentistes en chef pour les camps de concentration dans toute l'Allemagne avec siège à Oranienburg / Berlin auprès du chef du service D III au SSWVHA

SS-Sturmbannführer Dr. Jost jusqu'en 1942
SS-Obersturmbannführer Dr. Pook de 1942 jusqu'à la fin

Chefs de la station dentaire SS du camp de concentration de Mauthausen
* SS-Hauptsturmführer Dr. Wilhelm Henkel, né en 1909.
Son adresse privée était Offenbach / Main, Dreieichring 16.
A Mauthausen jusqu'au 1. 9. 1943

* SS-Hauptsturmführer Dr. Walter Lückert de Kassel

* SS-Hauptsturmführer Dr. Kurt du Bruck, né en 1911
adresse privée: Eisleben, Saxe
à Mauthausen jusqu'au 30. 4. 1944

* SS-Hauptsturmführer Dr. Walter Höhler, né le 11. 4. 1907
adresse privée: Alsfeld / Hesse supérieure
il doit se cacher à l'Ebensee ou à Bad Ischl

Autres dentistes SS avant 1941

- SS-Hauptsturmführer Dr. Alfred Mücke, environ 45 ans, de Breslau
- SS-Obersturmführer Dr. Kappe, de Seelow près de Berlin, sa femme y est aussi dentiste
- SS-Hauptscharführer (Oberjunker), Dr. Jäger de Augsburg
- SS-Untersturmführer Dr. Seifert de Francfort sur le Main
- SS-Sturmbannführer Dr. Helbling, dans les derniers temps dentiste en chef à Rowno

Le SS-Oberscharführer Olf Brandt rendait des services à ces médecins SS, né le 28. 5. 1893, mécanicien dentaire de métier dans le civil à Constance. Il doit se trouver dans les environs, où il avait une plus grande clientèle chez les paysans.
Le SS-Hauptscharführer Roth Martin, chef du crématoire du camp de Mauthausen a aussi participé au trafic d'or.
De nombreux officiers supérieurs SS étaient des ivrognes, pour certains des drogués, sadiques, aimant particulièrement donner des coups et maltraiter les détenus.

[246]

Malgré la corruption ambiante, l'or dentaire récupéré dans la bouche des détenus des camps de concentration, vivants ou morts, a été le plus souvent employé, comme déjà souligné précédemment, pour réaliser les prothèses dentaires chez les officiers SS. Ceci est attesté par la série de documents ci-après qui détaillent l'ensemble de la procédure administrative dans l'usage à des fins prothétiques de cet or :

[246] Cf. ISD-Sachdokumenten-Ordner Mauthausen 6, seite 43 (1999), © Internationaler Suchdienst, Bad Arolsen, Allemagne.

1/ Constat de la pathologie ;
2/ Demande détaillée et motivée de réalisation de la prothèse dentaire ;
3/ Commande de la quantité d'or nécessaire auprès de « l'organisme fournisseur » ;
4/

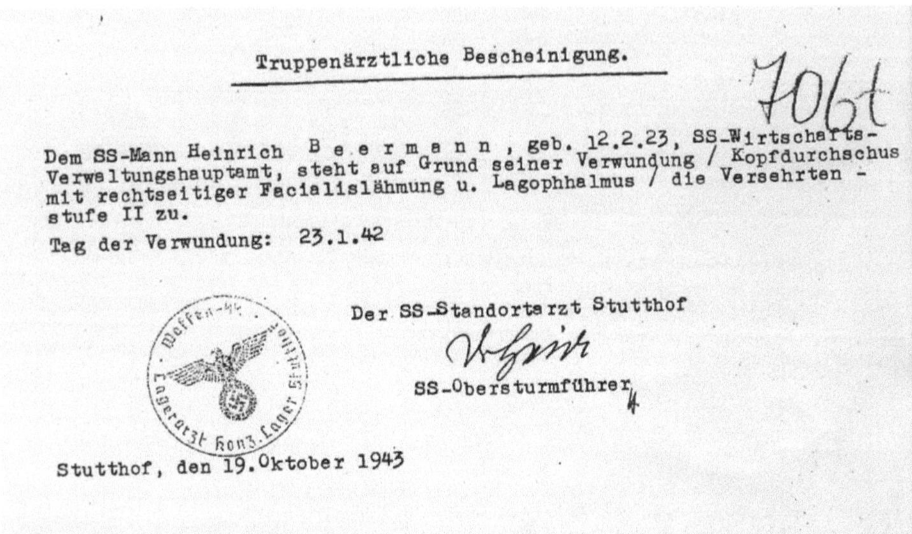

Truppenärztliche Bescheinigung.

7061

Dem SS-Mann Heinrich B e e r m a n n , geb. 12.2.23, SS-Wirtschafts-Verwaltungshauptamt, steht auf Grund seiner Verwundung / Kopfdurchschus mit rechtseitiger Facialislähmung u. Lagophhalmus / die Versehrten - stufe II zu.

Tag der Verwundung: 23.1.42

Der SS-Standortarzt Stutthof

SS-Obersturmführer

Stutthof, den 19.Oktober 1943

Attestation médicale (pour les troupes)
Le degré II d'invalidité est accordé au SS Heinrich Beermann, né le 12.02.1923, SS-WVHA, en raison de sa blessure à la tête avec paralysie faciale droite et lagophtalmie[247].
Jour de sa blessure : 23.01.1942
Le médecin de garnison SS du Stutthof
SS-Obersturmführer
Stutthof, le 19.10.1943.

[247] Cf. Panstwowe Muzeum Stutthof, Pologne, 2003.

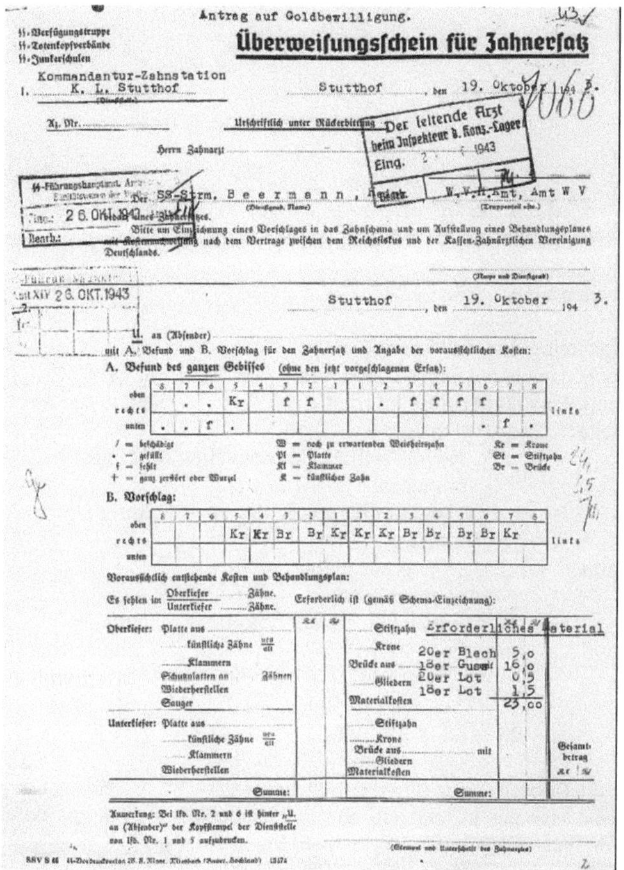

Antrag auf Goldbewilligung.

SS-Verfügungstruppe
SS-Totenkopfverbände
SS-Junkerschulen

Überweisungsschein für Zahnersatz

Kommandantur-Zahnstation
1. K. L. Stutthof (Dienststelle) Stutthof, den 19. Oktober 1943.

Tgb. Nr. .... Urschriftlich unter Rückerbittung

Der leitende Arzt beim Inspekteur d. Konz.-Lager Eing. 2 . . 1943

Herrn Zahnarzt ....

SS-Führungshauptamt, Amt ... Eing.: 26. OKT. 1943 Bearb.:

Der SS-Stubaf. Beermann, Heinz (Dienstgrad, Name) W.V.H.Amt, Amt W V (Truppenteil usw.) bedarf eines Zahnersatzes.

Bitte um Einzeichnung eines Vorschlages in das Zahnschema und um Aufstellung eines Behandlungsplanes mit Kostenanschlag nach dem Vertrage zwischen dem Reichsfiskus und der Kassen-Zahnärztlichen Vereinigung Deutschlands.

(Name und Dienstgrad)

Amt XIV 26. OKT. 1943

2. Stutthof, den 19. Oktober 1943.

U. an (Absender) ....
mit A. Befund und B. Vorschlag für den Zahnersatz und Angabe der voraussichtlichen Kosten:

A. Befund des ganzen Gebisses (ohne den jetzt vorgeschlagenen Ersatz):

	8	7	6	5	4	3	2	1	1	2	3	4	5	6	7	8	
oben rechts		.	.	Kr		f	f			.	f	f	f	f			links
unten	.	.	f	.										.	f	.	

/ = beschädigt, . = gefüllt, f = fehlt, + = ganz zerstört oder Wurzel
W = noch zu erwartenden Weisheitszahn, Pl = Platte, Kl = Klammer, K = künstlicher Zahn
Kr = Krone, St = Stiftzahn, Br = Brücke

B. Vorschlag:

	8	7	6	5	4	3	2	1	1	2	3	4	5	6	7	8	
oben rechts				Kr	Kr	Br	Br	Kr	Kr	Kr	Br	Br	Br	Br	Kr		links
unten																	

Voraussichtlich entstehende Kosten und Behandlungsplan:

Es fehlen im Oberkiefer .... Zähne. Unterkiefer .... Zähne. Erforderlich ist (gemäß Schema-Einzeichnung):

Oberkiefer: Platte aus ...; künstliche Zähne; Klammern; Schutzplatten an Zähnen; Wiederherstellen; Sauger
Stiftzahn; Krone; Brücke aus ... Gliedern; Materialkosten — Erforderliches Material: 20er Blech 5,0; 18er Guss 16,0; 20er Lot 0,5; 18er Lot 1,5; 23,00

Unterkiefer: Platte aus ...; künstliche Zähne; Klammern; Wiederherstellen
Stiftzahn; Krone; Brücke aus ... mit ... Gliedern; Materialkosten

Summe: Summe: Gesamtbetrag RM Rpf

Anmerkung: Bei lfd. Nr. 2 und 6 ist hinter „U. an (Absender)" der Kopfstempel der Dienststelle von lfd. Nr. 1 und 5 aufzudrucken.

(Stempel und Unterschrift des Zahnarztes)

Demande d'allocation d'or[248]
Troupes SS de réserve
Bataillons tête de mort SS
<u>Bon de virement pour prothèses dentaires</u>
Ecoles SS de Junker
1. Station dentaire du poste de commandement du Stutthof Stutthof, le 19.10.1943
Le SS-Sturmbannführer Beermann, Heinz, WVHA, service WV, a besoin d'une prothèse dentaire.
Demande d'élaboration d'une proposition dans le schéma dentaire et de mise au point d'un planning de soins, avec coûts d'après le contrat entre le fisc du Reich et l'union des dentistes affiliés d'Allemagne.
Stutthof, le 19.10.1943
A …
Avec A. rapport médical et B. proposition pour les prothèses dentaires et indication des coûts prévus.
A. Rapport médical de l'état de toute la mâchoire (sans les prothèses proposées).

	8	7	6	5	4	3	2	1	1	2	3	4	5	6	7	8	
haut		.	.	Kr		f	f			.	f	f	f	f			
droite																	gauche

[248] Cf. Panstwowe Muzeum Stutthof, 2003.

bas . . f . . f .

f : manque
. : plombé
Kr : couronne
B. Proposition

8	7	6	5	4	3	2	1	1	2	3	4	5	6	7	8
			c	c	br	br	c	c	c	br	br	br	br	c	

c: couronne
br: intermédiaire de bridge

Coûts prévus et planning de soins[249]
Il manque: ... dents dans la mâchoire supérieure
... dents dans la mâchoire inférieure

		Sont nécessaires :	
Mâchoire supérieure	plaquette en...		
	...dents artificielles nouvelles/anciennes		
	... pinces		
	plaquettes de protection sur...dents remettre		
Matériel nécessaire	...dents sur pivot		
	... couronnes		
	bridge en ... avec ... parties	tôle 20	5
		coulée/fonte 18	16
		fil à plomb 20	0,5
		fil à plomb 18	1,5
Coût	23		

Mâchoire inférieure (idem)
Ce document a été visé par le médecin en chef, inspecteur des camps de concentration, le 23.10.1943. Enfin, il est réceptionné par le SS-FHA, le 26.10.1943.

[249] Cf. Panstwowe Muzeum Stutthof, 2003.

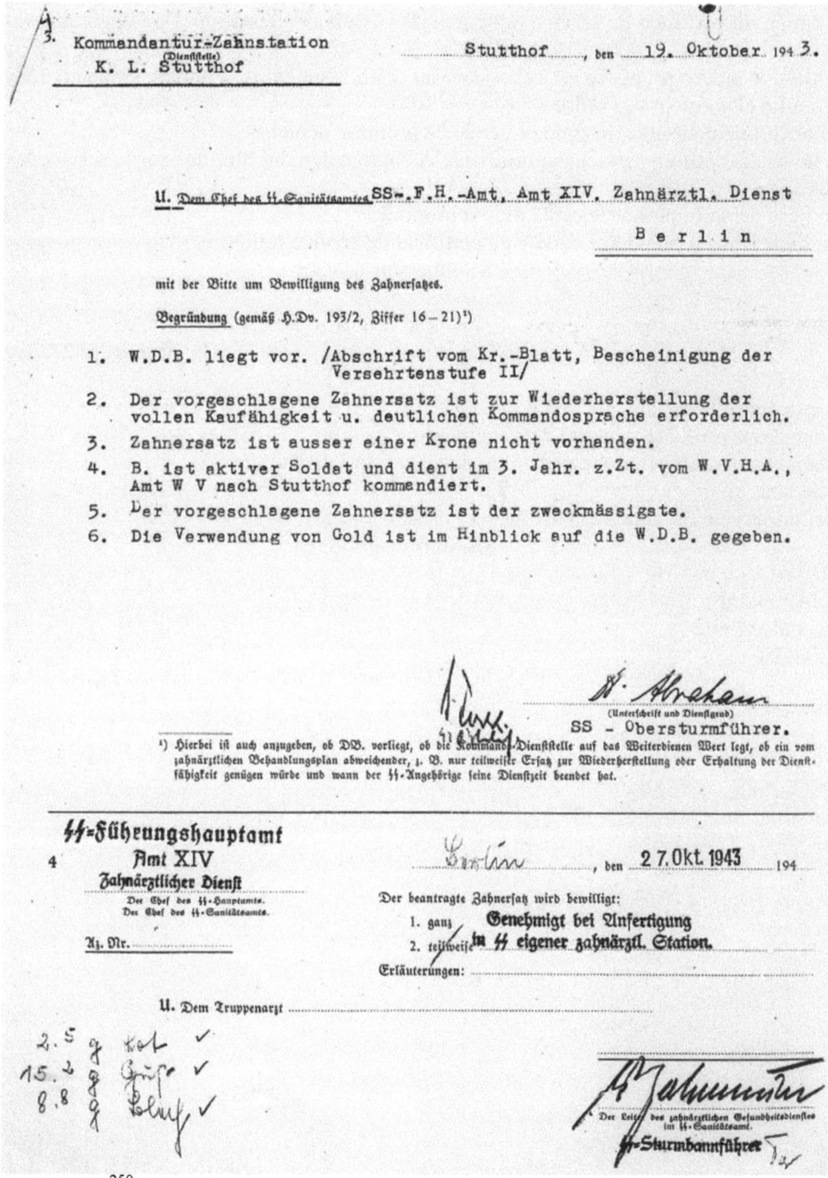

Kommandantur-Zahnstation
(Dienststelle)
K. L. Stutthof

Stutthof, den 19. Oktober 1943.

U. Dem Chef des SS-Sanitätsamtes SS-F.H.-Amt, Amt XIV, Zahnärztl. Dienst
Berlin

mit der Bitte um Bewilligung des Zahnersatzes.

Begründung (gemäß H.Dv. 193/2, Ziffer 16–21)[1])

1. W.D.B. liegt vor. /Abschrift vom Kr.-Blatt, Bescheinigung der Versehrtenstufe II/
2. Der vorgeschlagene Zahnersatz ist zur Wiederherstellung der vollen Kaufähigkeit u. deutlichen Kommandosprache erforderlich.
3. Zahnersatz ist ausser einer Krone nicht vorhanden.
4. B. ist aktiver Soldat und dient im 3. Jahr. z.Zt. vom W.V.H.A., Amt W V nach Stutthof kommandiert.
5. Der vorgeschlagene Zahnersatz ist der zweckmässigste.
6. Die Verwendung von Gold ist im Hinblick auf die W.D.B. gegeben.

Dr. Abraham
(Unterschrift und Dienstgrad)
SS - Obersturmführer.

[1]) Hierbei ist auch anzugeben, ob DB. vorliegt, ob die Kommando-Dienststelle auf das Weiterdienen Wert legt, ob ein vom zahnärztlichen Behandlungsplan abweichender, z. B. nur teilweiser Ersatz zur Wiederherstellung oder Erhaltung der Dienstfähigkeit genügen würde und wann der SS-Angehörige seine Dienstzeit beendet hat.

SS-Führungshauptamt
Amt XIV
Zahnärztlicher Dienst
Der Chef des SS-Hauptamts.
Der Chef des SS-Sanitätsamts.

Az. Nr.

Berlin, den 27. Okt. 1943

Der beantragte Zahnersatz wird bewilligt:
1. ganz, Genehmigt bei Anfertigung
2. teilweise in SS eigener zahnärztl. Station.

Erläuterungen:

U. Dem Truppenarzt

2.5 g ✓
15.2 g ✓
8.8 g ✓

Der Leiter des zahnärztlichen Gesundheitsdienstes im SS-Sanitätsamt.
SS-Sturmbannführer

Station dentaire[250]
Stutthof, le 19.10.1943
Poste de commandement
Camp Stutthof
Au chef SS du service sanitaire SS-FHA, service XIV, service dentaire, Berlin.
Avec la demande de prothèse dentaire
Justification (selon § 193/2, 16-21)

[250] Cf. Panstwowe Muzeum Stutthof, 2003.

Présentation du certificat de service militaire (?) / Copie et attestation d'un degré d'invalidité II.
La prothèse dentaire proposée est nécessaire au rétablissement de l'entière capacité à mâcher et à articuler clairement des ordres.
En dehors d'une couronne, aucune présence de prothèse dentaire.
B. est un soldat actif en service depuis 3 ans. A été transféré au Stutthof par le service WV du WVHA.
La prothèse dentaire proposée est la plus appropriée.
L'emploi de l'or est préconisé en vue du certificat de service militaire.

SS-Obersturmführer

SS-FHA

Lublin, le 27.10.1943

Service XIV
Service dentaire[251]
La demande de prothèse dentaire est accordée
entièrement autorisée pour une exécution dans une station dentaire SS
partiellement
Le chef du service de santé dentaire au service sanitaire SS

SS-Sturmbannführer

2,5 g fil à plomb
15,2 g coulée/fonte
8,8 g tôle 20

[251] Cf. Panstwowe Muzeum Stutthof, 2003.
La provenance de cet or dentaire est le camp d'extermination de Lublin situé en Pologne.

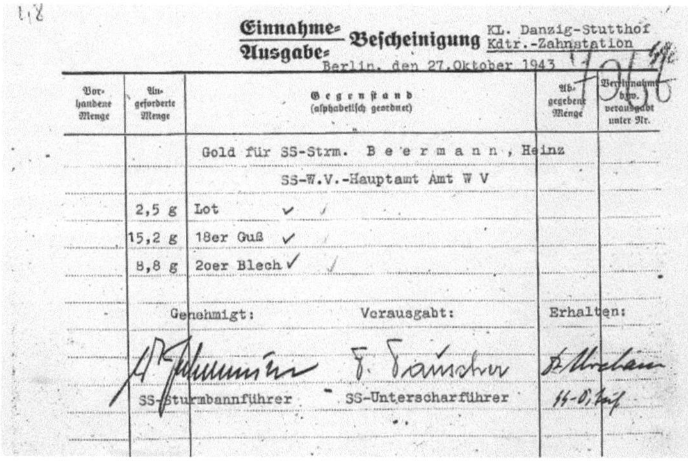

Einnahme- / Ausgabe- Bescheinigung KL. Danzig-Stutthof Kdtr.-Zahnstation

Berlin, den 27.Oktober 1943

Vorhandene Menge	Angeforderte Menge	Gegenstand (alphabetisch geordnet)	Abgegebene Menge	Bestandsnahme bzw. verausgabt unter Nr.
		Gold für SS-Strm. B e e r m a n n , Heinz		
		SS-W.V.-Hauptamt Amt W V		
	2,5 g	Lot		
	15,2 g	18er Guß		
	8,8 g	20er Blech		

Genehmigt: SS-Sturmbannführer — Verausgabt: SS-Unterscharführer — Erhalten:

Attestation de revenu/dépense
Camp de Danzig-Stutthof[252]
Berlin, le 27.10.1943 Station dentaire du poste de commandement
Masse disponible | Masse nécessaire | Objet | Masse donnée | réuni sous n°
Or pour le SS-Strm Beermann Heinz, SS-WVHA, service WV
2,5 g fil à plomb
15,2 g coulée/fonte 18
8,8 g tôle 20
autorisé : SS-Sturmbannführer | épuisé : SS-Unterscharführer | conservé : Dr Abraham (dentiste SS)

Mais, les SS peuvent venir aussi avec de l'or dentaire directement resquillé dans les camps. Il est d'ailleurs surprenant de constater les grandes quantités d'or en possession des SS pour faire leurs prothèses dentaires. Cet or provient indubitablement directement de la bouche des détenus morts dans les camps de concentration. Force est de constater qu'une provenance aussi abondante est très certainement d'origine illégale : vols ou corruption ?

[252] Cf. Panstwowe Muzeum Stutthof, 2003.

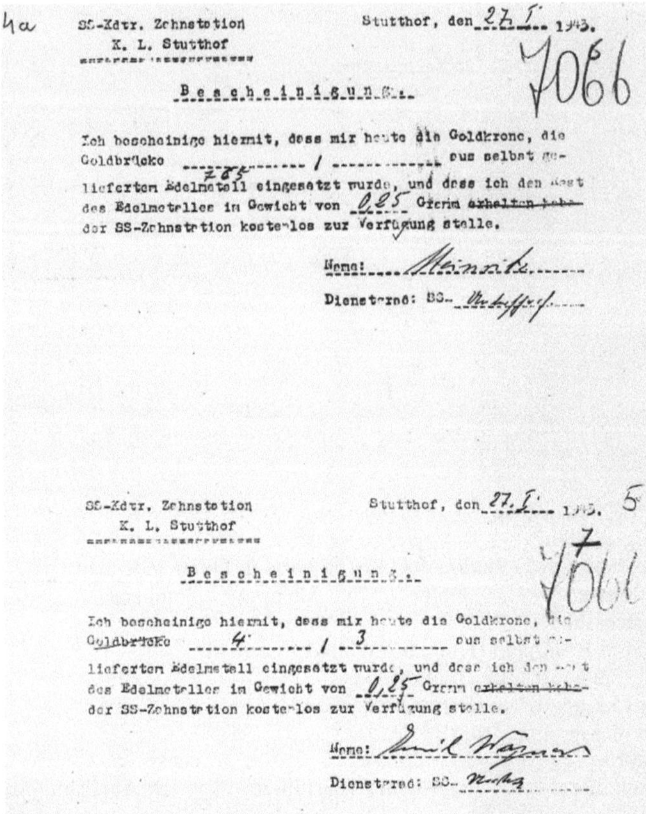

4a

SS-Kdtr. Zahnstation   Stutthof, den 27.I. 1943.
K. L. Stutthof

7066

Bescheinigung.

Ich bescheinige hiermit, dass mir heute die Goldkrone, die Goldbrücke 765 / .... aus selbst gelieferten Edelmetall eingesetzt wurde, und dass ich den Rest des Edelmetalles im Gewicht von 0,25 Gramm ~~erhalten habe~~ der SS-Zahnstation kostenlos zur Verfügung stelle.

Name: Heinritz

Dienstgrad: SS-[illegible]

SS-Kdtr. Zahnstation   Stutthof, den 27.I. 1943.   5
K. L. Stutthof

7066

Bescheinigung.

Ich bescheinige hiermit, dass mir heute die Goldkrone, die ~~Goldbrücke~~ 4 / 3 aus selbst gelieferten Edelmetall eingesetzt wurde, und dass ich den Rest des Edelmetalles im Gewicht von 0,25 Gramm ~~erhalten habe~~ der SS-Zahnstation kostenlos zur Verfügung stelle.

Name: Emil Wagner

Dienstgrad: SS-[illegible]

Station dentaire du poste de commandement SS
Stutthof, le 27.01.1943
Camp du Stutthof
Attestation[253]
Je confirme que m'a été posé(e) aujourd'hui la couronne en or, le bridge en or 765, avec de l'or apporté par moi-même. J'atteste que le reste du métal précieux, d'un poids de 0,25 g, est mis gratuitement à la disposition de la station dentaire SS
Nom : Heinritz
Grade : ?

Station dentaire du poste de commandement SS
Stutthof, le 27.01.1943
Camp du Stutthof
Attestation[254]
Je confirme que m'a été posé(e) la couronne en or, le bridge en or 4 /3, avec de l'or apporté par moi-même. J'atteste que le reste du métal précieux, d'un poids de 0,25 g, est mis gratuitement à la disposition de la station dentaire.
Nom : Wagner
Grade :?

253 Cf. Panstwowe Muzeum Stutthof, 2003.

254 Cf. Panstwowe Muzeum Stutthof, 2003.

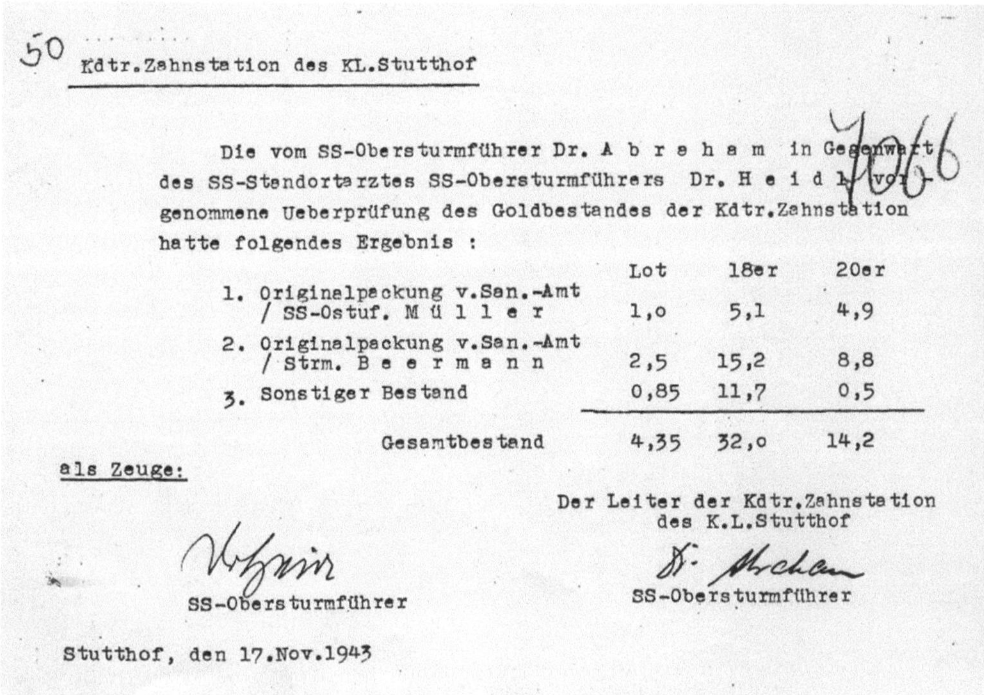

Kdtr.Zahnstation des KL.Stutthof

Die vom SS-Obersturmführer Dr. A b r a h a m in Gegenwart des SS-Standortarztes SS-Obersturmführers Dr. H e i d l vorgenommene Ueberprüfung des Goldbestandes der Kdtr.Zahnstation hatte folgendes Ergebnis :

	Lot	18er	20er
1. Originalpackung v.San.-Amt / SS-Ostuf. M ü l l e r	1,0	5,1	4,9
2. Originalpackung v.San.-Amt / Strm. B e e r m a n n	2,5	15,2	8,8
3. Sonstiger Bestand	0,85	11,7	0,5
Gesamtbestand	4,35	32,0	14,2

als Zeuge:

SS-Obersturmführer

Der Leiter der Kdtr.Zahnstation des K.L.Stutthof

SS-Obersturmführer

Stutthof, den 17.Nov.1943

Station dentaire du poste de commandement du camp de concentration du Stutthof[255]

Le contrôle du stock d'or de la station dentaire du poste de commandement mené par le Dr Abraham, SS-Obersturmführer, en présence du Dr Heidl, médecin de garnison SS et SS-Obersturmführer, a pour résultat :

	Lot	18	20
boîte originale du service sanitaire/ SS-Ostuf. Müller	1,0	5,1	4,9
boîte originale du service sanitaire/ SS-Strm Beermann	2,5	5,2	8,8
3. autre	0,85	11,7	0,5
Stock total	4,35	32,0	14,2

Témoin :

SS-Obersturmführer

Le chef de la station dentaire du poste de commandement du camp du Stutthof

Stutthof, le 17.11.1943

SS-Obersturmführer Dr Abraham.

255 Cf. Panstwowe Muzeum Stutthof, 2003.

Responsabilités des dentistes SS

48 dentistes SS seront jugés après la guerre pour leurs crimes par différentes cours de justice (françaises, américaines, britanniques, soviétiques et allemandes). 6 seront condamnés à mort pour meurtres de masse et 8 autres (Olf Brandt, Martin Hellinger, Wilhelm Henkel, Rudolf Hoehne, Walter Höhler, Hermann Pook, Elimar Precht et Otmar Zerbes) seront jugés pour le vol d'or dentaire dans les camps. Les tribunaux américains seront les seuls à condamner des dentistes pour ce fait. Ils seront aussi les seuls à considérer cela comme un crime. Il est bon de noter que le vol de l'or dentaire est un crime spécifique attribué aux dentistes. Les cours de justice jugeront les crimes de masse, les meurtres, les mutilations et blessures, mais oublieront les manquements au respect dû aux morts[256].

***

Le premier d'entre eux, et le plus important sur la question de l'or dentaire, est bien évidemment le Dr Hermann Pook, dentiste en charge de la récupération de l'or dentaire dans les camps de concentration au sein de la SS-WVHA (Wirtschafts- und Verwaltunghauptamt der SS[257]). Cette organisation sera condamnée pour crimes contre l'Humanité et reconnue organisation criminelle à son procès à Nuremberg. De même, Pook.
Hermann Pook naît le 1er mai 1901, de père dentiste. Il obtient son baccalauréat en 1921, à Berlin. Il fait ses études pour devenir dentiste, à Berlin, de 1922 à 1925. Il les termine avec succès en mai 1925. Le 1er octobre 1925, il ouvre un cabinet dentaire à Berlin-Lichterfelde. Il obtient son doctorat en 1927. En juin 1927, il se marie. Le 1er mai 1933, il entre à la NSDAP, n° 2645140. En juin, il entre dans la SS. Le 30 octobre 1934, il prend le grade de SS-Unterscharführer. Le 30 janvier 1936, il est promu au rang de Scharführer. Le 26 avril 1934, il devient Oberscharführer et Hauptscharführer, le 9 novembre 1936. Il reçoit le grade de SS-Untersturmführer, le 9 novembre 1937.
Le 15 août 1938, il est muté dans l'équipe sanitaire du SD-HA. Le 30 janvier 1941, il est muté en tant que chef de réserve de la Waffen-SS,

[256] Cf. Anonyme, « Nazi dentists on trial. On the political complicity of a long-neglected professional group. », in *Endeavour*, Elsevier journal, 2019, 1-63.
[257] Service général de l'économie et de l'administration SS.

au service sanitaire. Il reçoit le grade de SS-Hauptsturmführer, le 1er juin 1941. Le 1er juillet 1941, il est nommé chef actif et Sturmbannführer au service sanitaire de la SS. Le 15 avril 1942, il est muté au commandement de la garnison SS de Berlin.
Le 20 avril 1942, il devient SS-Obersturmbannführer. Le 1er février 1943, il est muté à la division SS Panzer-Grenadier. Le 3 septembre 1943, il arrive au SS-WVHA, dans l'Amtsgruppe DIII[258].
Après la guerre, lors du procès du SS-WVHA, Pook est condamné à 10 ans de prison pour crimes contre l'Humanité, crimes de guerre et appartenance à une organisation criminelle[259]. Il fera seulement 5 ans et 9 mois. Il travaillera dans un cabinet dentaire et vivra jusqu'à sa mort dans le nord de l'Allemagne, en 1983.

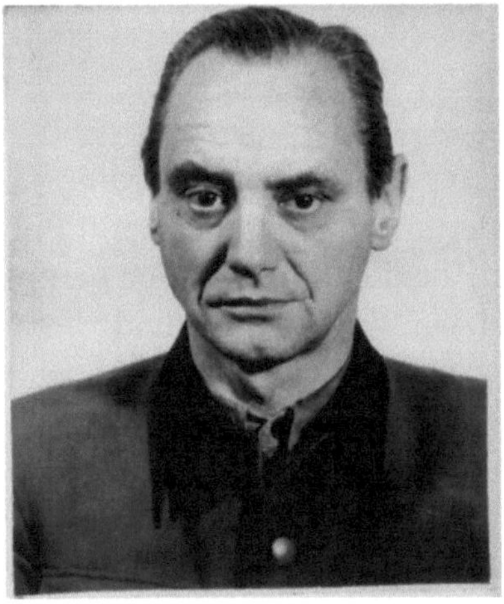

[258] Cf. Schulz Wilhelm, *Zur Organisation*..., op. cit., 1989, p. 85.
[259] Cf. Riaud Xavier, *La pratique dentaire*..., op. cit., 2002.

DOCUMENT NO. NO - 1297
OFFICE OF CHIEF OF COUNSEL FOR WAR CRIMES

CXXXII-48

EIDESSTATTLICHE ERKLAERUNG.

Ich, Dr. HERMANN POOK, darauf aufmerksam gemacht und belehrt, dass meine freiwilligen Aussagen jederzeit gegen mich oder andere Angeklagte vor dem Militaergerichtshof gebraucht werden koennen, schwoere, sage aus und erklaere wie folgt:

Ich heisse HERMANN, FRIEDRICH POOK und bin am 1. Mai 1901 in Berlin geboren. Ich besuchte das Real-Gymnasium in Berlin-Lichterfelde und habe mein Abitur Ostern 1921 gemacht. Von 1921 bis 1925 habe ich an der Universitaet Berlin Zahnheilkunde studiert und mein Staatsexamen im Jahre 1925 abgelegt. 1927 promovierte ich in Berlin zum Doktor. Von 1925 an bis 1.Oktober 1940 war ich selbststaendiger Zahnarzt mit eigener Praxis in Berlin-Lichterfelde.

Der NSDAP trat ich am 1. Mai 1933 bei. In die allgemeine SS trat ich im Maerz/April 1934 ein und zwar Reiterstandarte 7 und war mein letzter Dienstgrad Untersturmfuehrer. In die Waffen-SS wurde ich am 1. Oktober 1940 einberufen und war mein letzter Dienstgrad Obersturmbannfuehrer. Den Totenkopfverbaender habe ich nicht angehoert.

Nach meiner Einberufung zur Waffen-SS vom Wehrbezirkskommando kam ich zu einem Aerzte-Lehrgang nach Hamburg zum Ersatz-Bataillon "Germania"

gez. HERMANN POOK

DOCUMENT NO. NO - 1297
cont'd.

CXXXII-48

Am 1. Dezember 1940 kam ich nach Berlin zurueck und war bis April 1942 im Sanitaetsamt Berlin im zahnaerztlichen Dienst taetig (Personalsachbearbeitung). Vom April 1942 ab bis ungefaehr im Februar 1943 bin ich von dem Sanitaetsamt Berlin der Waffen-SS damit betraut worden, das zahnaerztliche Institut der Waffen-SS in Charlottenburg aufzubauen und zu leiten. Am 1. Februar 1943 wurde ich zu einer Feldeinheit versetzt, zur Division "Hohenstaufen". Waehrend der Aufstellungszeit war ich dort als Zahnarzt taetig bis zum August 1943, zu welcher Zeit ich nach Berlin zurueck kam. Dann wurde ich als Zahnarzt zum Wirtschaftsverwaltungshauptamt (WVHA) versetzt. Die gesamten Aerzte und Zahnaerzte waren im Amt III der Amtsgruppe D zusammengefasst und ich gehoerte einheitsmessig zu diesem Amte, welchem ich dann bis zum Schluss angehoerte. Meine Haupttaetigkeit daselbst bestand in der Behandlung von SS-Angehoerigen und deren Familienangehoerigen sowie der sonst in Oranienburg ansaessigen Zugehoerigen der SS und der Zivilangestellten. Ich arbeitete in der in Oranienburg befindlichen zahnaerztlichen Station. Ausserdem hatte ich die Post, die vom Sanitaetsamt an die einzelnen Lager ging, weiterzugeben und ebenso die aus den Lagern einlaufende Post an das Sanitaetsamt. Dann hatte ich die Anforderungen, die aus den einzelnen Lagern kamen, durchzusehen und ebenfalls an das Sanitaetsamt weiterzuleiten. Das Sanitaetsamt, spaeter Amt fuer Sanitaetswesen der Waffen-SS, war die Amtsgruppe D, Fuehrungshauptamt, und wurde vom Gruppenfuehrer GENZKEN geleitet. Die Anforderungen, welche von den einzelnen Konzentrationslagern an mich kamen, waren die monatliche Aufstellung der Zahnaerzte in den Lagern an Material und Medikamenten fuer den zahnaerztlichen Bedarf. Nach Weitergabe durch mich wurden sie dann vom Sanitaetsamt, Amt 14, in Berlin bearbeitet und an das Zentral-Sanitaetslager zur Lieferung weitergegeben. Die Kartei ueber diese Anforderungen wurde im Sanitaetsamt gefuehrt und nur in der

CXXXII-48

DOCUMENT NO. NO -,1297 (CONT'D)

letzten Zeit wurden die Sachen zum Zwecke der Beschleunigung der Lieferungen von mir direkt an die Dienststelle (Reichsarzt" unter Ausschaltung des Sanitaetsamtes weitergegeben.

Amtschef von D III war Standartenfuehrer LOLLING. Ich war gewissermassen als zahnaerztlicher Berater zugeteilt. Hauptsturmfuehrer SIEGGELKOW, der Apotheker vom Lager Sachsenhausen gewesen war und spaeter zum Amt D III versetzt worden war, wo er ebenfalls als Apotheker taetig gewesen ist, war zugeteilt als Berater in pharmazeutischen Angelegenheiten. Ausserdem gehoerten zu unserem Amte 4 Schreiber, die alle 4 Oberscharfuehrer waren.

Jedes Konzentrationslager hatte einen Zahnarzt und diese Zahnaerzte schickten regelmaessig monatliche Berichte ueber die Leistungen an mich zur Weiterleitung an das Sanitaetsamt. Spaeter wurden auf Auftrag des Standartenfuehrers LOLLING diese Berichte zu einem Sammelbericht ueber die Leistungen in den Lagern zusammengefasst und dann an das Sanitaetsamt und spaeterhin den Reichsarzt weitergeleitet. Ich selbst hatte die Aufgabe, die zahnaerztliche Arbeitsleistung zahlenmaessig stellen, den Bericht selbst hat dann LOLLING gemacht. Die Berichte der Zahnaerzte wurden, wie die gesamte Post, zunaechst LOLLING vorgelegt und ich habe diese Sache erst dann teilweise von ihm zur Bearbeitung zugewiesen bekommen. Jedes Jahr wurde im Amt D III ein aerztlicher Jahresbericht gemacht, in welchem auch ueber die zahnaerztliche Taetigkeit berichtet wurde. Auch das machte LOLLING selbst. Er hat sogar den Bericht selbst mitt der Maschine geschrieben und nicht einmal schreiben lassen. Von Dezember 1943 bis Mai 1945 war ich der fachliche Vorgesetzte der Lagerzahnaerzte. Ausser den Konzentrationslagern unterstanden der Amtsgruppe D auch eine Reihe von Arbeitslagern oder Aussenlagern,

gez.: Hermann Pook

DOCUMENT NO. NO-1297 CONTIUED

d. h. bei jeder Industriefirma, die Konzentrationslager-Haeftlinge beschaeftigte, waren kleinere Lager, die zu einem groesseren Lager gehoerten und gewissermassen als Aussenlager bezeichnet wurden. Diese Arbeits- oder Aussenlager wurden zahnaerztlich von dem betreffenden Lagerzahnarzt betreut, zu dem diese Aussenlager gehoerten. Diese Aussenlager-Zahnaerzte unterstanden dem betreffenden Konzentrationslager-Zahnarzt und waren teilweise Haeftlinge, die dort arbeiteten, Zahnaerzte, Dentisten usw. In der Amtsgruppe D waren nur 17 oder 18 Zahnaerzte, die als Zahnaerzte in den Konzentrationslagern taetig waren. Die Anforderungen, die ich monatlich von den Konzentrationslager-Zahnaerzten bekam, schlossen auch die Anforderungen dieser Arbeits- oder Aussenlager ein. Diese gingen vom Haeftlingszahnarzt an den Lagerzahnarzt und wurden von diesem in einer einheitlichen Liste zusammengestellt, die der betreffende Konzentrationslager-Zahnarzt von sich aus entsprechend aufteilte. Ich konnte also aus den Anforderungen nicht ersehen, ob es sich um Anforderungen fuer ein Lager oder ein Aussenlager handelte. Nur der Konzentrationslager-Zahnarzt war darueber vollkommen informiert.

fuehrer WIPPER, von dem ich keine Berichte bekommen habe, denn die Berichte der Feldeinheiten gingen direkt an das Sanitaetsamt. Was die Konzentrationslager anbelangt, so habe ich zu meiner Zeit gespraechsweise gehoert, dass eine Kurve ueber die Sterblichkeitsziffer in den Lagern gefuehrt wurde, also eine Liste, in der die Ziffern kurvenmaessig eingezeichnet waren. Auch habe ich schon vorher gespraechsweise irgendwo gehoert u.zw. mitte 1944, dass in den Konzentrationslagern tausende und hunderttausende von Menschen umgebracht wurden, aber das sind fuer mich gewissermassen Geruechte gewesen, die ich nicht habe glauben koennen.

Was die verschiedenen Goldsendungen von vielen Konzentrationslagern anbelangt, so weiss ich, dass bei verstorbenen Haeftlingen Zahngold in Form von Gebissen, Goldplatten und einzelnen Zaehnen entfernt wurden. Dieses Gold ist nicht nach D III gekommen und weiss ich nicht, ob es nicht ueber die Verwaltung direkt nach Berlin ging. Es war die Aufgabe der Konzentrationslager-Zahnaerzte, dieses Entfernen von Goldzaehnen, Bruecken und Fuellungen zu ueberwachen und muss dies auf Befehl des Sanitaetsamtes erfolgt sein. Die Sache bestand bereits, als ich in die Amtsgruppe D kam und es lief monatlich eine Meldung ein ueber die Grammzahl dieser Goldsendungen. Diese Meldungen bekam LOLLING. Wie gross die Sendungen waren, weiss ich nicht, ich weiss nur, dass manche Lager gar nichts hatten und manche nur wenige Gramm berichteten. Das ist ganz verschieden gewesen und ich habe die einzelnen Zahlen nicht mehr im Gedaechtnis. Das waren keine Berichte, nur kurze Meldungen von den Lagerzahnaerzten und kamen an mich, welche zum Sanitaetsamt weitergeleitet wurden. Ich entsinne mich auch, dass ich bereits derartige Meldungen ueber die bei Verstorbenen Haeftlingen entfernten Zahngoldmengen im Jahre 1941 im Sanitaetsamte hatte liegen sehen.

CXXXII-48

DOCUMENT No.NO-12[illegible]7-cont'd

Der betreffende Zahnarzt, der die Meldung uebersandte, teilte nur mit "an den Verwaltungsfuehrer abgeliefert" und diese Meldungen gingen weiter.

Was das mir erwaehnte SS- Sonderlager "Hinzert" anbelangt, so kenne ich dieses Lager dem Namen nach und ich weiss, dass es dort keinen staendigen SS Arzt oder Zahnarzt gegeben hat sondern dass im Bedarfsfalle ein Arzt oder Zahnarzt aus der Umgebung herangezogen wurde. Die mir vorgewiesene Fotokopie des Telegramms vom 11.Juli 1944 - Dokument NO - [illegible] - erkenne ich als echt und authentisch an. Ich gebe auch die Richtigkeit zu, dass das in diesem Telegramm unter Absatz 1 erwaehnte Zahngold von [illegible] gr. an das Amt D III uebersandt und scheinbar von meinem Vorgaenger angenommen wurde, was ich aus diesem Telegramm entnehmen muss. Dass die Annahme der in Rede stehenden [illegible] gr Zahngold "wegen der geringen Menge" von Burger D IV verweigert wurden und an das Lager Hinzert zurueckgesandt wurden, ist richtig. Es ist richtig, dass ich deswegen mit LOLLING gesprochen habe und von ihm den Auftrag erhielt, das Gold zurueckzusenden. Ich habe dies auf Bitten von Burger D IV entweder muendlich getan oder mittels eines Schreibens. Das in Rede stehende Gold ist Zahngold, das wie immer in solchen Faellen, aus den Muendern verstorbener Haeftlinge entfernt wurde. Wer die Entfernung dieser Goldzaehne und Fuellungen vorgenommen hat, weiss ich nicht. Zu ueberwachen hatte es der betreffende Zahnarzt der dort im Lager war. Ich entsinne mich auch, ich weiss nicht ob es "Hinzert" war, dass die Meldungen mehrfach offen geschickt wurden, also nicht ge-

gez. Hermann POOK.

CXXII-48

DOCUMENT NO: NO - 1297 cont'd.

heim und dass LOLLING deswegen auch dem betreffenden Arzt geschrieben hat. Ich habe den Namen desselben gewusst, kann mich aber nicht mehr an ihn erinnern. Das erwaehnte Gold kam in einem kleinen Kaestchen und war mit Papier verpackt. Ich habe es bereits geoeffnet bekommen, da die gesamte Post im Zimmer von LOLLING geoeffnet wurde. Ich weiss auch, dass das Gold von dem Lazarettarzt an den Verwaltungsfuehrer haette abgeliefert werden muessen. Es ist mir bekannt, dass eine Anweisung des Sanitaetsamtes bestand, dass dieses Zahngold immer an den Leiter der Verwaltung, also an den Verwaltungsfuehrer im Lager, gegen Quittung abzuliefern sei. Das in Rede stehende Telegramm vom 11. Juli 1944 kam nicht von dem Zahnarzt, sondern von der Kommandantur des Konzentrationslagers Hinzert. Es ist wahrscheinlich, dass ich das erwaehnte Telegramm waehrend der Zeit meiner Taetigkeit im Amt D III nicht gelesen habe, da ich es sonst abgezeichnet haette. Da die Verwaltungsfuehrer in den Lagern der Verwaltung in der Amtsgruppe D unterstanden, nehme ich an, dass das Gold an BURGER, dem Amtschef des Amtes D IV, haette gehen sollen.

Was mit den zuerst uebersandten 20 gr Zahngold geschehen ist, weiss ich nicht, weil ich um diese Zeit noch nicht im Amte war und diese 20 gr von meinem Vorgaenger im Amte angenommen wurden.

gez. Hermann P o o k

DOCUMENT NO. N O - 1297 CONT'D

Ich habe obige Erklaerung, bestehend aus sieben Seiten in deutscher Sprache gelesen und erklaere, dass es nach meinem besten Wissen und Glauben die volle Wahrheit ist. Ich hatte Gelegenheit, Aenderungen und Berichtigungen in obiger Erklaerung vorzunehmen. Diese Erklaerung habe ich freiwillig gemacht, ohne jedwedes Versprechen auf Belohnung und ich war keinerlei Drohung oder Zwang ausgesetzt.

Nuernberg, Deutschland, den 2o. Januar 1947.

Dr. Hermann Pook

(Unterschrift)

Déclaration sous serment

Moi, Dr Hermann Pook, averti et rendu attentif au fait que mes déclarations volontaires peuvent à tout moment être employées par la cour de justice militaire, contre moi ou d'autres accusés, jure et déclare que :
Je m'appelle Hermann, Friedrich Pook[260]. Je suis né le 1er mai 1901, à Berlin. J'ai fait ma scolarité au Real Gymnasium de Berlin-Lichterfelde et j'ai obtenu mon baccalauréat à Pâques de 1921. De 1921 à 1925, j'ai fait des études dentaires à l'université de Berlin et j'ai passé mon examen d'Etat en 1925. En 1927, j'ai passé mon doctorat à Berlin. De 1925 au 1er octobre 1940, j'étais dentiste indépendant dans mon propre cabinet à Berlin-Lichterfelde.
Je suis devenu membre de la NSDAP, le 1er mai 1933. Je suis entré dans la SS générale en mars/avril 1934, plus précisément à la 7ème compagnie de cavalerie. Mon dernier grade était Untersturmführer.
Je fus appelé le 1er octobre 1940, dans la Waffen-SS, mon dernier grade était Obersturmbannführer. Je n'appartenais pas aux bataillons têtes de mort.
Après ma convocation dans la Waffen-SS, par le commandement militaire de district, j'ai pris part à un stage pour médecins à Hambourg dans le bataillon de remplacement « Germania ».
Le 1er décembre 1940, je revins à Berlin et je travaillai jusqu'en avril 1942, dans le service sanitaire à Berlin, dans la section dentaire (responsabilité des dossiers du personnel). A partir d'avril 1942 jusqu'à février 1943 environ, le service sanitaire berlinois de la Waffen-SS me confia le soin de mettre en place et de diriger l'institut dentaire de la Waffen-SS à Charlottenburg. Le 1er février 1943, je fus envoyé vers une unité de campagne, la division « Hohenstaufen ». Pendant la période de déploiement, j'y fus dentiste jusqu'en août 1943, date à laquelle je rentrai à Berlin. Puis, je fus nommé dentiste au service général de l'administration économique (WVHA). Tous les médecins et dentistes dépendaient du service III du groupe de services D et j'appartenais, en ce qui concerne mon unité, à ce service, et ce, jusqu'à la fin. Mon activité principale consistait à soigner les membres

---

260 Cf. Centre de Documentation Juive Contemporaine (C. D. J. C.), 2003, doc. CXXXII-48 du 20.01.1947, pp. 1-2.
Déclaration faite sous serment au Tribunal militaire de Nuremberg, lors du procès de l'organisation SS-WVHA (Services économiques de la SS).

de la SS et leurs proches, les autres membres de la SS habitant à Oranienburg ainsi que les employés civils. Je travaillais à la station dentaire d'Oranienburg. De plus, je devais transmettre le courrier adressé par le service sanitaire aux différents camps, ainsi que le courrier envoyé par les différents camps au service sanitaire. Je devais aussi examiner les demandes provenant des différents camps et les transmettre au service sanitaire. Le service sanitaire, nommé plus tard « service pour les affaires sanitaires de la Waffen-SS », dépendait du groupe de services D, service principal de direction et était dirigé par le Gruppenführer Genzken. Les demandes qui m'arrivaient en provenance des différents camps de concentration étaient des listes mensuelles de matériel et de médicaments, établies par les dentistes dans les camps pour couvrir les besoins dentaires[261].

Après leur transmission par moi, elles étaient traitées par le service sanitaire, service 14 à Berlin, et transmises ensuite au dépôt sanitaire central pour la livraison. Le fichier de ces demandes se trouvait au service sanitaire et c'est seulement les derniers temps que les dossiers furent transmis directement par moi au bureau du médecin du Reich, sans passer par le service sanitaire, pour accélérer les livraisons.

Le chef du service DIII était le Standartenführer Lolling. J'étais en quelque sorte conseiller dentaire. Le Hauptsturmführer Siegelkow, qui avait été pharmacien au camp de Sachsenhausen, fut transféré plus tard au service DIII où il fut également pharmacien et conseiller pour les affaires pharmaceutiques. De plus, 4 secrétaires faisaient partie de notre service, tous les 4 étaient des Oberscharführer[262]. Chaque camp de concentration avait un dentiste et ces dentistes m'envoyaient régulièrement des rapports mensuels concernant les travaux effectués, rapports que je transmettais au service sanitaire. Plus tard, sur ordre du Standartenführer Lolling, ces rapports furent regroupés en un rapport unique sur les travaux réalisés dans les camps, puis transmis au service sanitaire et ensuite, au médecin du Reich. J'avais pour tâche d'établir une statistique des travaux effectués, le rapport étant écrit par Lolling. Les rapports de ces dentistes, comme d'ailleurs tout le courrier, étaient d'abord présentés à Lolling qui m'en transmettait une partie pour être traitée. Chaque année, un rapport médical était rédigé au service DIII, dans lequel la pratique dentaire n'était pas oubliée. Ce rapport était lui aussi rédigé par Lolling. Il le tapait lui-même à la

[261] Cf. C. D. J. C., 2003, doc. en date du 20.01.1947, pp. 2-7.
[262] Cf. C. D. J. C., 2003, doc. en date du 20.01.1947, pp. 2-7.

machine et ne le donna jamais à un secrétaire. De décembre 1943 à mai 1945, j'étais le responsable spécialisé pour les dentistes des camps. En dehors des camps de concentration, une série de camps de travail et de camps extérieurs dépendait du groupe de services D, c'est-à-dire que dans chaque entreprise industrielle qui employait des détenus des camps de concentration, se trouvaient des camps plus petits appartenant à un camp plus important, désigné sous le nom de camp extérieur. Ces camps de travail et ces camps extérieurs étaient pris en charge dans le domaine dentaire par le dentiste du camp concerné auquel ces camps appartenaient. Les dentistes des camps extérieurs étaient subordonnés au dentiste du camp de concentration concerné et c'était en partie des détenus qui y travaillaient, dentistes diplômés ou non, etc. Dans le groupe de services D, ne se trouvaient que 17 à 18 dentistes qui travaillaient en tant que tels dans les camps de concentration. Les demandes que je recevais chaque mois en provenance des dentistes des camps de concentration incluaient aussi les demandes des camps de travail et des camps extérieurs. Ces demandes faites par le dentiste détenu allaient au dentiste du camp et étaient rassemblées par celui-ci en une liste unique, qu'il répartissait ensuite de façon conforme à celle-ci. Je ne pouvais donc pas voir à la simple lecture de ces demandes, s'il s'agissait de demandes pour un camp ou pour un camp extérieur. Seul le dentiste du camp de concentration était parfaitement informé à ce sujet. (...)
Wipper dont je n'ai reçu aucun rapport, car les rapports des unités de campagne allaient directement au service sanitaire. En ce qui concerne les camps de concentration, j'ai entendu au cours de conversations, à mon époque, qu'une courbe des taux de mortalité était réalisée, donc une liste dans laquelle les chiffres étaient reportés de façon à former une courbe. Déjà avant, à la moitié de l'année 1944, j'avais entendu quelque part au cours de conversations que des milliers et des centaines de milliers de gens étaient tués dans les camps de concentration, mais pour moi, ce n'étaient que des rumeurs auxquelles je ne pouvais croire[263].
En ce qui concerne les différents envois d'or provenant de nombreux camps de concentration, je sais qu'on prélevait de l'or dentaire sur les détenus morts, or qui était sous forme de dentiers, de plaquettes en or et de dents. Cet or n'est pas allé au DIII et je ne sais pas s'il n'a pas été directement envoyé par l'administration à Berlin. Il était du ressort

[263] Cf. C. D. J. C., 2003, doc. en date du 20.01.1947, pp. 2-7.

des dentistes des camps de concentration de surveiller ce prélèvement des dents en or, des bridges et des plombages, et ceci doit avoir eu lieu sur ordre du service sanitaire. L'affaire était déjà en cours lorsque j'arrivai au groupe de services D et il y avait chaque mois, une note concernant le poids en grammes de ces envois d'or. Lolling recevait ces notes. Je ne sais pas à combien s'élevaient ces envois, je sais seulement que certains camps n'avaient rien du tout et que d'autres uniquement que quelques grammes à déclarer. Les situations étaient très diverses et je ne me souviens plus des différents chiffres. Il ne s'agissait pas de rapports, mais juste de petites notes des dentistes des camps de concentration qui m'arrivaient et qui étaient transmises au service sanitaire. Je me souviens aussi avoir vu en 1941 de telles notes au service sanitaire qui concernaient les masses d'or dentaire prélevées sur les détenus morts.

Le dentiste concerné qui envoyait la note indiquait seulement « transmis au chef de l'administration » et ces données poursuivaient leur chemin.

En ce qui concerne le camp spécial SS Hinzert que l'on a évoqué, je me souviens de ce nom et je sais qu'il n'y avait pas là-bas de médecin ou de dentiste SS permanent, mais qu'en cas de besoin, on appelait un médecin ou un dentiste des environs. Je reconnais comme authentiques et véritables les photocopies du télégramme du 11 juillet 1944 – document Nr 1000 -, qui m'ont été présentées. J'admets aussi qu'il est vrai que les 20 grammes d'or dentaire évoqués au paragraphe 1 de ce télégramme, ont été envoyés au service DIII et qu'ils ont été vraisemblablement acceptés par mon prédécesseur, ce que je dois conclure de ce télégramme. Il est vrai que la réception des 20 grammes d'or dentaire en question a été refusée par le service DIII en raison de la petitesse de la masse et qu'ils furent renvoyés au camp de Hinzert. Il est vrai que j'ai eu une conversation à ce sujet avec Lolling et que j'ai reçu l'ordre de renvoyer cet or. Je l'ai aussitôt fait faire par Burger du DIV, soit oralement, soit par une lettre. L'or en question était de l'or dentaire qui était, comme toujours dans de tels cas, prélevé de la bouche des détenus morts. Je ne sais pas qui a prélevé ces dents et ces obturations en or. Le dentiste concerné qui se trouvait au camp devait surveiller cette opération. Je me souviens également, je ne sais pas si c'était Hinzert, que les notes furent plusieurs fois envoyées ouvertement, sans respecter le secret de rigueur, sur quoi

Lolling[264] avait d'ailleurs écrit au médecin en question pour le lui reprocher. Je connaissais son nom, mais je ne peux plus m'en souvenir. L'or en question arrivait dans une petite caisse et était enveloppé dans du papier. Je l'ai reçue déjà ouverte, car tout le courrier était décacheté dans le bureau de Lolling. Je sais aussi que l'or aurait dû être livré au chef de l'administration par le médecin de l'hôpital militaire. Je n'étais pas au courant qu'il y avait une directive du service sanitaire selon laquelle cet or dentaire devait toujours être livré contre reçu, au directeur de l'administration, donc au chef de l'administration du camp. Le télégramme en question daté du 11 juillet 1944 ne provenait pas du dentiste, mais du poste de commandement du camp de concentration de Hinzert. Il est probable que je n'ai pas lu ce télégramme pendant la période de mon activité au service DIII, sinon je l'aurais paraphé. Puisque le chef de l'administration dans les camps était subordonné au service D, je suppose que l'or aurait dû aller à Burger, le chef du service DIV.
Je ne sais pas ce qu'il est advenu des 20 grammes d'or dentaire envoyés en premier, parce que je n'étais pas encore en service à ce moment-là et que ces 20 grammes ont été acceptés par mon prédécesseur[265].
J'ai lu la déclaration ci-dessus comprenant 7 pages rédigées en langue allemande et déclare que c'est l'entière vérité en mon âme et conscience. J'ai eu la possibilité d'y apporter des modifications et d'en souligner certains aspects. J'ai fait cette déclaration volontairement, sans aucune promesse de récompense et je n'ai en aucune sorte été soumis à la menace ou à la contrainte.
Nuremberg, Allemagne, le 20 janvier 1947.

Signé Dr Hermann Pook.

[264] Cf. C. D. J. C., 2003, doc. en date du 20.01.1947, pp. 6-7.

[265] Cf. C. D. J. C., 2003, doc. en date du 20.01.1947, pp. 2-7.

Les sept autres dentistes condamnés pour le vol d'or dentaire dans les camps de concentration sont :

- Olf Brandt (3 ans d'emprisonnement, jugé par les Américains) ;
- Martin Hellinger (15 ans d'emprisonnement, jugé par les Britanniques pour d'autres crimes) >> relâché au bout de 7 ans ;
- Wilhelm Henkel (condamné à mort, jugé par les Américains) ;
- Rudolf Hoehne (5 ans d'emprisonnement, jugé par les Américains) ;
- Walter Höhler (condamné à mort, jugé par les Américains) ;
- Elimar Precht (condamné à mort, jugé par les Français pour d'autres crimes) ;
- Otmar Zerbes (18 mois d'emprisonnement, jugé par les Américains)[266].

Rappelons que le Pr Hugo Blaschke, dentiste personnel de Hitler, Himmler, Goebbels et d'autres, ayant en charge la Gestapo et la Waffen-SS, apparaît sur des documents classifiés « secret défense » comme ayant utilisé des stocks d'or dentaire en provenance des camps pour faire des prothèses dentaires en or chez les officiers SS[267]. Le Pr Hugo Blaschke, capturé après la guerre par les Américains, sera jugé et condamné à 10 ans d'emprisonnement.

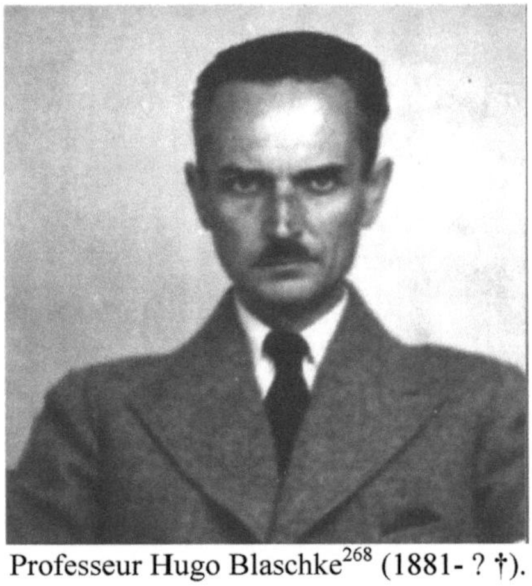

Professeur Hugo Blaschke[268] (1881- ? †).

---

[266] Cf. Anonyme, « Nazi dentists on trial. On the political complicity of a long-neglected professional group. », in *Endeavour*, Elsevier journal, 2019, 1-63.

[267] Voir document et sa traduction pp. 146-147 dans ce livre.

[268] Cf. Bundesarchiv Berlin, Berlin, Allemagne, 2004, © Bundesarchiv Berlin.

Conclusion

A la fin de la guerre, devant l'irrésistible avancée des Alliés, les Allemands ont décidé, au début février 1945, de déménager leur or dans diverses cachettes au sud de Berlin.
Ainsi, le 4 avril 1945, les troupes américaines en Allemagne découvrent dans les mines de sel de Merkers[269], en Thuringe[270], 207 conteneurs ou sacs remplis d'or, de devises étrangères et divers objets de valeur comme des montres, alliances, étuis à cigarettes, gobelets ou chandeliers rituels, mais, aussi, par centaines de kilos de couronnes et dents en or ou en alliage de métaux précieux, dont une partie avait été fondue (de pleins sacs). Chaque conteneur avait été soigneusement étiqueté, avec l'indication de ce qu'il renfermait, une étiquette précisant le nom de l'expéditeur - la Reichsbank berlinoise - le poids, un numéro et le nom « Melmer ». Les Américains ont recensé 220 tonnes d'or. Ils retrouvent également dans la mine, les livres de compte d'Albert Thoms et les carnets de Bruno Melmer. Tous les conteneurs ont été ouverts en avril et mai 1945. Cette découverte, la plus massive, n'a pourtant pas été isolée. Les Américains sont tombés sur d'autres dépôts plus modestes. Les responsables nazis n'avaient pas eu le temps d'en fondre les métaux précieux, ni de les envoyer en Suisse.
Albert Thoms a identifié les sacs et les conteneurs : ils constituaient le compte dit « Melmer », appartenant à la SS. Si ces biens provenaient de la Reichsbank, ils y ont été déposés en grande partie par le WVHA, l'office central de l'administration de la SS.
Dwight D. Eisenhower visite la grotte, le 12 avril. Il est ébahi par ce que ses yeux voient[271].
Après cette découverte, les Américains décident de perquisitionner dans les coffres des filiales locales de la Reichsbank et c'est un véritable trésor d'or qui est découvert.

---

[269] Cf. Rings Werner, *L'or…*, op. cit., 1985, p. 141.
Rings affirme que cet or a quitté la Reichsbank par voie de chemin de fer, dans 13 wagons, puis a été réparti dans 20 camions. L'inventaire a fait apparaître 8 527 lingots (481 millions de francs suisses et des pièces d'une valeur équivalente.)
[270] Cf. Picaper Jean-Paul, *Sur la trace…*, op. cit., 1998, pp. 14, 15.
[271] Cf. Le Bor Adam, *Les banquiers…*, op. cit., 1997, pp. 66, 67.
Ce département de la Reichsbank est le service qui supervisait la fonte des bijoux et des dents des victimes des camps de concentration.

Dans une note qu'il écrit le 6 mai 1945, il signale que dans une visite de la filiale de Magdeburg de la Reichsbank, les Américains auraient : *« également découvert 12 notes relatives à d'autres sacs, en provenance du département des métaux précieux de la Reichsbank. »*

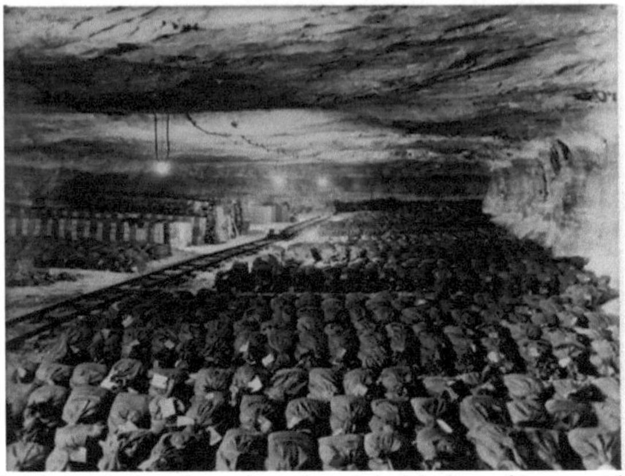

Dépôt de la Reichsbank dans les mines de sel de Merkers découvert le 4 avril 1945 par la 3ème armée américaine[272].

Un reporter relate à l'époque : *« Aucun soldat n'avait jamais rien vu de tel. Ils ont fait un rapport à leur général en chef. »*
Lorsqu'il a visité le dépôt, Eisenhower[273] s'est exclamé : *« Jésus-Christ ! »*
Très vite, les Américains ont compris qu'ils venaient de lever le voile sur un des secrets les mieux gardés du régime hitlérien.

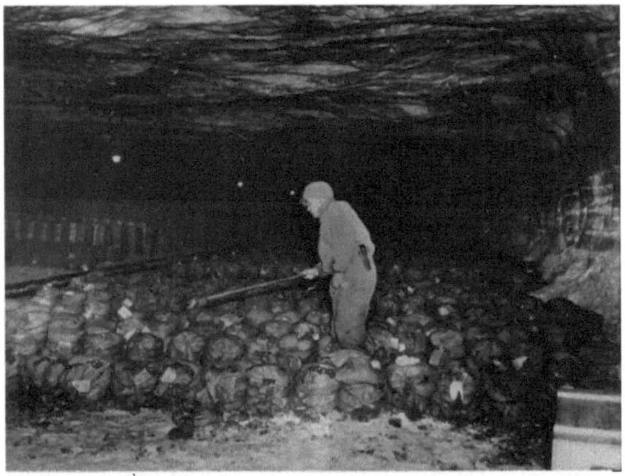

Un Officier de la 90ème division de l'armée américaine au milieu des sacs dans la mine de sel de Merkers[274].

---

[272] Cf. Ullstein Bilderdienst, Berlin, photo 6 54704 – m4, 2003, © U. B.
[273] Cf. Picaper Jean-Paul, *Sur la trace...*, op. cit., 1998, p. 15.

Il est intéressant de noter l'inscription « Reichsbank » sur chaque sac. Il convient de préciser que ce type de dépôts a jalonné le parcours de la filière Odessa[275], filière d'évacuation des criminels de guerre nazis vers des pays disposant de fortes connivences avec le Reich, comme l'Argentine et certains pays arabes.

Quand Himmler[276] a pris conscience du caractère inéluctable de la défaite en 1943, la Gestapo a accentué la chasse à l'or et aux valeurs pour préparer la réinstallation des dignitaires nazis au Moyen-Orient et en Amérique du Sud. Ces butins de guerre ont été drainés par des équipes d'agents spécialisés appelées les *Devisenschutzkommandos* opérant au sein de la Wehrmacht, à l'insu de son commandement.

Les conteneurs étaient acheminés par avions via l'Espagne, ainsi que par sous-marins, vers l'Argentine. Cet argent, cet or, ces métaux précieux ont servi à installer là-bas les nazis émigrés et, surtout, à payer la sécurité de ceux-ci auprès des dirigeants argentins. Cette opération d'évacuation de l'or vers ces pays a été organisée par Bormann, le n°2 du IIIème Reich. Elle a été appelée *Aktion Feuerland.*

L'embarquement des cargaisons a été négocié par trois agents allemands : le général Wilhelm Faupel, diplomate à Madrid, le capitaine de corvette Dietrich Niebuhr et Gottfried Sandstene, agent allemand en Argentine. Le destinataire des sous-marins en Argentine était Rudolf Freude, ambassadeur officieux du Reich à Buenos Aires et chef de l'espionnage allemand. Il était secondé par Richard Staudt, gérant d'une immense propriété, Heinrich Dörge, conseiller de la Banque centrale d'Argentine et par Ricardo Leute, fondé de pouvoir de la Banco Aleman Transatlantico. Le dernier sous-marin est arrivé en juillet 1945.

Les Argentins ont déclaré la guerre aux Allemands juste avant qu'ils ne capitulent et se sont approprié les valeurs ennemies, jusqu'aux ¾ pour Juan et Evita Peron qui n'ont pas hésité à faire chanter leurs ressortissants allemands.

Le quart restant a permis aux différents nazis de s'installer en Amérique latine, soit la somme de 54 968 000 francs français ainsi

---

[274] Cf. Ullstein Bilderdienst, Berlin, photo 6 08428 – r3, 2003, © U. B.

[275] Cf. Ziegler Jean, *La Suisse,...*, op. cit., 1997, p. 212.

[276] Cf. Picaper Jean-Paul, *Sur la trace...*, op. cit., 1998, pp. 287-291.

Commandos de protection des devises... Opération Terre-de-Feu

Freude, ami du couple présidentiel, sera malgré tout jeté par ces derniers en prison.

que 87 kg de platine, 2 115 kg d'or et 4 638 carats de diamants, et autres pierres précieuses.

***

Des indemnités colossales sont toujours en pourparlers aujourd'hui 50 ans après.
Le 25 mai 1946, l'accord de Washington voit les banquiers suisses finir par accepter la négociation par un simple échange de lettres[277]. Les Helvètes doivent payer aux vainqueurs, la somme de 250 000 000 francs suisses pour les transactions sur l'or volé. La Confédération préfère parler de cette somme comme d'une contribution volontaire de la Suisse à la reconstruction de l'Europe. Cet accord est un traité d'Etats. Selon la Constitution fédérale, pour être valable, il doit être ratifié par le Parlement. C'est chose faite en juin 1946 par 142 voix pour et 29 contre au Conseil national, par 24 pour et 11 contre au Conseil des Etats. La Suisse doit songer aux affaires du lendemain, avec les Alliés précisément.
Mais, cet accord n'a pas pu résoudre certaines questions, aujourd'hui toujours sans réponse. En effet, il ne couvre pas l'identification et la restitution de l'or non monétaire fondu à partir des dents en or et de bijoux volés.

A la suite de bruits insistants sur la présence de mercure dans l'or des réserves de la Banque nationale suisse (« preuve » selon la rumeur d'apport d'or dentaire), le Conseil fédéral a demandé une analyse discrète des échantillons de l'époque[278]. Résultat négatif.
Le 13 août 1998, le Congrès Juif Mondial a obtenu que le Crédit suisse et l'Union des Banques suisses répartissent 1,25 milliard de dollars entre les survivants et leurs descendants.
Contre la Degussa, l'avocat Edward Fagan a déposé le 23 août 1998, une demande de dédommagement pour une somme équivalente au patrimoine de l'entreprise[279]. En 1996 ou 1997, la totalité des biens et équipements de l'entreprise a été évaluée à 4,5 milliards de marks. Avec le dossier de l'or, c'est un nouveau champ d'investigations qui s'ouvre concernant cette société.

---

[277] Cf. Ziegler Jean, *La Suisse,…*, op. cit., 1997, pp. 217-223.
[278] Cf. Conan Eric, « Enquête sur le malaise suisse », in *L'Express*, n°2408, 28/08/1997, pp. 56-63.
[279] Cf. Picaper Jean-Paul, *Sur la trace…*, op. cit., 1998, pp. 87, 102.

En février 1997, il paraissait probable que les 5,5 tonnes d'or détenues par la commission tripartite, valant à peu près 70 millions de dollars, serviraient finalement à dédommager individuellement les survivants de l'Holocauste et ne seraient pas rendues aux banques centrales européennes. Les Etats-Unis, la Grande-Bretagne et la France ont en tout cas convenu d'en geler la redistribution. Des responsables américains ont déclaré qu'elles pourraient constituer la base d'un fonds de compensation. C'était là se rendre aux arguments des organisations juives, pour qui une part de cet or provenait d'individus et qu'il conviendrait donc de le restituer aux juifs eux-mêmes. Savoir comment on parviendra à faire la différence entre or monétaire (appartenant aux banques centrales) et non monétaire (appartenant aux personnes) est une question d'une extrême complexité, qu'on voit mal comment résoudre. Toutefois, les organisations juives ont salué la décision des anciennes puissances alliées, comme un pas dans la bonne direction.

Une lettre du gouvernement tchèque, datée du 23 septembre 1945, adressée aux militaires américains, a demandé le retour d'objets de valeur confisqués par les nazis, découverts par les troupes américaines dans la filiale de Regensburg de la Reichsbank. Parmi les objets en or, on note la présence d'articles aussi sinistres que : un bridge dentaire, douze dents en or, cinq couronnes en or, deux fausses dents. D'autres pays ont agi de même depuis.

Selon un responsable du Congrès Juif Mondial : *« Cet inventaire fait la liste des dents en or, des couronnes, de l'argenterie, et nous savons exactement de quoi on parle, et à qui tout cela appartenait : aux juifs assassinés. »*

Après la guerre, les Alliés ont été fascinés par l'or nazi. Il était difficile d'évaluer la valeur des lingots faits à partir de dents fondues, l'or dentaire étant d'une valeur moindre que l'or monétaire. Comment les classifier par rapport à lui et combien valaient-ils ? Une lettre de Livingston T. Merchant[280], ministre conseiller aux Affaires économiques de l'ambassade américaine à Paris, datée du 19 juillet 1946, résume le problème : *« Un point d'interrogation a été placé à côté de 4 173 sacs censés contenir 8 307 lingots d'or, dans la mesure où ceux-ci pourraient, après essayage en bonne et due forme et consultation des experts, se révéler composés de dents fondues, et par conséquent classables comme or non monétaire. »*

---

[280] Cf. Picaper Jean-Paul, *Sur la trace…*, op. cit., 1998, pp. 87, 91-95, 100, 102.

A la date du 1er janvier 1995, les dédommagements versés par le gouvernement allemand et les *Länder* aux victimes du national-socialisme totalisaient 95 milliards de marks. On a estimé à 25,9 milliards de marks (87,3 milliards de francs), le total des versements restant à effectuer de 1995 à 2020.

Au niveau des banques allemandes, la Deutsche Bank et la Dresdner Bank ont engagé des fonds importants pour enquêter sur leur passé. Reconnaissant avoir perçu de l'or Melmer, ces deux banques s'associeraient à un fond de dédommagement.

Il ressort toutefois que des parts importantes du butin Melmer n'ont pas été restituées aux héritiers des victimes des camps. En effet, les Américains n'ont remis que 750 000 dollars de contre-valeur de l'or dentaire et des bijoux personnels pris sur les victimes de l'International Refugee Organization.

Remerciements

Il m'est essentiel de remercier mes mentors, les professeurs Simon Bérénholc, Michel Germain et François Resche, le regretté Dr Henri Lamendin qui vient de nous quitter et bien évidemment M. Thierry Feral, à qui je dois tant et tant. Sans oublier, tous ceux qui me soutiennent au quotidien dans mes travaux, voire qui y participent.
Je tiens à dire merci à tous les centres, les musées et autres sites de documentation dans le monde qui m'ont ouvert leurs portes, et m'ont permis d'accéder à leurs archives sur la déportation, et la Shoah. Je n'oublie pas non plus tous les rescapés qui m'ont fourni de si riches témoignages.
Je tiens à dire merci aux Académies médicales, qui m'ont permis d'incorporer leur rang, pour leur amitié et leur confiance.
Je tiens enfin à remercier les Editions L'Harmattan avec qui je travaille depuis si longtemps maintenant.
Je ne peux terminer sans dire tout l'amour que je porte à ma femme et à mes trois enfants qui illuminent ma vie comme autant de soleils.

Références bibliographiques

Anonyme, « Nazi dentists on trial. On the political complicity of a long-neglected professional group. », in *Endeavour*, Elsevier journal, 2019, 1-63.

Antelme Robert, *L'espèce humaine*, Gallimard (éd.), Paris, 1957.

Badia Gilbert, *Histoire de l'Allemagne contemporaine*, Messidor/Editions sociales, Paris, vol. 1, 1987, p. 190 sq.

Bernadac Christian, *Aux rivages de la mort – L'espérance des rebelles*, Michel Lafon (éd.), Paris, Tome 2, 2000.

Bernadac Christian, *La libération des camps*, Michel Lafon (éd.), Paris, 1995.

Bernadac Christain, *Les Victorieux*, Michel Lafon (éd.), Paris, 1994.

Bernadac Christian, « Des jours sans fin », in *Déportation 3*, France-Empire (éd.), Paris, 1993, pp. 656-657.

Bernadac Christian, *Les 186 marches*, France-Empire (éd.), Paris, 1974.

Bernadac Christian, *Les mannequins nus*, France Empire (éd.), Paris, 1971.

Bernadac Christian, *Le train de la mort*, France-Empire (éd.), Paris, 1970.

Bernadac Christian, *Les Sorciers du ciel*, France-Empire (éd.), Paris, 1969.

Brillot Jacques, « L'argent sans mémoire : Degussa – Degesch », in *www.memorial-cdjc.org*, pp. 32-36.

Bundesarchiv Berlin, Allemagne, 2002-2004.

Bundesarchiv Koblenz, Allemagne, 2003.

Bureth Louis-Marie, *Le Revier du camp de concentration de Dachau*, Thèse Doct. Méd. 1989.

Castellan Georges, *L'Allemagne de Weimar*, A. Colin (éd.), Paris, 1969.

Centre de Documentation Juive Contemporaine (C. D. J. C.), Paris, 2002.

Choumoff Pierre-Serge, *Les assassinats par gaz à Mauthausen et Gusen*, Amicale des déportés et familles de disparus du camp de concentration de Mauthausen, Paris, 1993.

Commission indépendante d'Experts suisses, *Les transactions sur l'or pendant la Seconde Guerre Mondiale : vue d'ensemble avec statistiques et commentaires*, Conférence de Londres sur l'or nazi, Londres, 24 décembre 1997 (traduit de l'allemand).

Conan Eric, « Enquête sur le malaise suisse », in *L'Express*, n°2408, 28/08/1997, pp. 56-63.

Dokumentationsarchiv (D) des Österreichischen (Ö) Widerstandes (W), DÖW-Akten, Wien, Autriche, 2003.

Elsässer Jürgen, *Make love not war*, Pahl-Rugenstein (ed.), Köln, 2002.

Feral Thierry, *Le national-socialisme : vocabulaire et chronologie*, L'Harmattan (éd.), Collection Allemagne d'hier et d'aujourd'hui, Paris, 1998.

Feyman, communication personnelle, 1995.

Fish Hamilton & Friedman-Nadler Productions, *L'Irak et la bombe*, reportage diffusé sur France 2, 2002.
Gaillot Pierre & Jean, communication personnelle, 1995.
G. P., communication personnelle, 1995.
Giraud Armand, communication personnelle, 1995.
Greene Joshua & Kumar Shiva, *Témoigner : Paroles de la Shoah*, Flammarion (éd.), Paris, 2000.
Hauser Gideon, *Die Vernichtung der Juden*, Kindler (ed.), Munich, 1979.
Häussermann Ekkhard, in Z.M., *Deutsche Zahnärzte 1933 bis 1945*, 1996 und 1997.
Henry Charles, « La Suisse et le financement de la guerre, neutralité et sens des affaires », in *Seconde Guerre Mondiale*, n°2, Puteaux, mai/juin 2002, pp. 36-39.
Hoess Rudolf, *Le commandant d'Auschwitz parle*, La Découverte (éd.), Paris, 2005.
Internationaler Suchdienst, Bad Arolsen, Allemagne, 1996.
Jacobs Benjamin, *The Dentist of Auschwitz*, The University Press of Kentucky (ed.), Lexington, 1995.
Jewish Telegraphic Agency, « Nazi dentist who removed gold teeth from camp inmates is cleared », in *www.jta.org*, 2019.
Jolivet Louis, communication personnelle, 1995.
Kirchhoff Wolfgang, (Hrsg), *Zahnmedizin und Faschismus*, Verlag Arbeiterbewegung und Gesellschaftswissenschaft, Marburg, 1987.
Kogon Eugen, *L'Etat SS, le système des camps de concentration allemands*, La Jeune Parque (éd.), Paris, 1993.
Kogon Eugen, *Les chambres à gaz : secret d'état*, Editions de minuit, Paris, 1984.
KZ- Gedenkstätte Bergen-Belsen, Loheide, Allemagne, 2003.
KZ-Gedenkstätte Dachau, Allemagne, 2002.
KZ- Gedenkstätte Oranienburg-Sachsenhausen, Allemagne, 1996.
KZ- Gedenkstätte Ravensbrück, Allemagne, 2002.
Lagarde René, communication personnelle, 1995.
Le Bor Adam, *Les banquiers secrets de Hitler*, Le Rocher (éd.), Monaco, 1997.
Le Caër Paul, communication personnelle, 1995.
L'Hermite, communication personnelle, 1995.
Maheu Alain, communication personnelle, 1999.
Marguerat Philippe, « Or allemand – or allié 1940-1945 », in *Revue Suisse d'Histoire*, Schwabe & Co (ed.), vol. 47, n°1, Basel, pp. 520-531.
Michel Jean & Nucera Louis, *Dora*, J.-C. Lattès (éd.), Paris, 1975.
Müller Filip, *Trois ans dans une chambre à gaz d'Auschwitz*, Pygmalion/Gérard Watelet (éd.), Paris, 1980.
Nyiszli Miklos, *Médecin à Auschwitz*, Famot (éd.), Genève, 1976.

Obadia Yves, *Pratique dentaire dans les camps de concentration*, Thèse Doct. Chir. Dent., Lyon, 1975.
Olère Alexandre, *Un génocide en héritage*, Wern (éd.), Paris, 1998.
Orski Marek, *Niewolnicza praca wiezniow obozu koncentracyjnego Stutthof w latach 1939-1945*, Muzeum Stutthof w Sztutowie (ed.), Gdansk, 1999.
Ottosen Kristian, *Nuit et brouillard*, Le Cri (éd.), Bruxelles, 2002.
Panstwowe Muzeum Auschwitz-Birkenau, Oswiecim, Pologne, 2001-2004.
Panstwowe Muzeum Gross-Rosen, Pologne, 2003.
Panstwowe Muzeum Na Majdanku, Lublin, Pologne, 2003.
Pantswowe Museum Stutthof, Pologne, 2003.
Perrenoud Marc, « Aperçu des relations économiques et financières de la Suisse avec l'Allemagne", in *Revue d'Histoire de la Shoah*, n°163, 1998, pp. 112-126.
Picaper Jean-Paul, *Sur la trace des trésors nazis*, Tallandier (éd.), Paris, 1998.
Poliakov Léon, *Auschwitz*, Julliard (éd.), Collection Archives, Paris, 1964.
Riaud Xavier, *Chirurgie dentaire et nazisme*, L'Harmattan (éd.), Collection Allemagne d'hier et d'aujourd'hui, Paris, 2nde éd., 2015.
Riaud Xavier, *La pratique dentaire dans les camps du IIIème Reich*, L'Harmattan (éd.), Collection Allemagne d'hier et d'aujourd'hui, Paris, 2002.
Rizet Dominique, « Comment j'ai expertisé le trésor de la Reichsbank », in *Le Figaro*, cahier n° 3, n° 1324, Samedi 08/02/1997, pp. 22-25.
Rings Werner, *L'or des nazis. La Suisse, un relai discret*, Payot (éd.), Lausanne, 1985 (traduit de l'allemand).
Rückerl Adalbert, *NS-Vernichtungslager im Spiegel deutscher Strafprozesse*, Deutscher Taschenbuch Verlag München, 1978.
Schramm Hanna & Vormeier Barbara, *Vivre à Gurs : un camp de concentration français*, François Maspéro (éd.), Paris, 1979.
Schulz Wilhelm, *Zur Organisation und Durchführung der zahnmedizinischen Versorgung durch die Waffen-SS in den Konzentrationslagern während der Zeit des Nationalsozialismus*, Bonn, 1989, Dissertation.
Staatsarchiv Nürnberg, Nürnberg, Allemagne, 1999.
Stroweis Henri, communication personnelle, 1995.
Stroweis Henri, *Pathologie bucco-dentaire dans les camps de concentration allemands, 1944-1945*, Thèse Doct. Chir. Dent., Paris, 1973.
Strzelecki Andrzej, « Die Verwertung der Leichen », in *Hefte von Auschwitz*, Verlag Staatsliches Auschwitz-Muzeum, Oswiecim, 2000.
Ullstein Bilderdienst, Berlin, Allemagne, 2003.
US Holocaust Memorial Museum, Washington D. C., USA, 2002.
Vernay Denise, communication personnelle, 1995.

Vittori Jean-Pierre & Michine Irène, *Le grand livre des témoins*, Les Editions de l'Atelier/FNDIRP (éd.), Paris, 2005.
www.alamy.com, communication personnelle, U. K., 2019.
www.auschwitz.dk/gerstein.htm, « *Kurt Gerstein* », 2016-2018.
www.deathcamps.org/Treblinka, 2015.
www.degussahistory.com.
Yad Vashem, Israël, 1995.
Zahnärztliche Mitteilungen, *Deutsche Zahnärzte 1933 bis 1945*, Köln, 1996 und 1997.
Ziegler Jean, *La Suisse, l'or et les morts*, Le Seuil (éd.), Paris, 1997(traduit de l'allemand).

Table des matières

MÉDECINE, PHARMACIE, PARAMÉDICAL, MÉDECINE VÉTÉRINAIRE

AUX ÉDITIONS L'HARMATTAN

Dernières parutions

RENCONTRES AU RISQUE DU TRANSFERT
Psychiatrie et accompagnement social

Lisa Bouvier

Ce livre parle de rencontres, de moments de vie, de liens transférentiels qui se nouent et se dénouent dans le quotidien d''un foyer de postcure psychiatrique. Modibo, un migrant africain, est l'un des personnages à travers lesquels sont mises en évidences des représentations culturelles dans des relations interpersonnelles. Un accent particulier est mis sur la nécessaire décentration des uns, la prise en compte des cadres de référence des autres et sur les stratégies de négociation qui en découlent. Alternant analyse et accompagnement psychiatrique, ce livre montre l'importance de se délester de tout culturalisme et de tous les préjugés qui y sont attachés dans le but d'un possible accompagnement de qualité.

(Coll. Terrain, récits et fictions, 106 p., 13 euros)

ISBN : 978-2-343-17174-6, EAN EBOOK : 9782140122408

CLINIQUE ET POLITIQUE DE LA DOULEUR
Préface de Marcel Czermak

Nafissa Boukerche-Delmotte

De quoi la douleur est-elle faite ? Est-elle un signal ? Une émotion ou une sensation ? Est-elle un symptôme à déchiffrer ou est-elle une écriture, un hiéroglyphe ? Ce sont autant de questions qui seront explorées à partir d'un détour par l'histoire de la douleur en médecine et éclairées par les apports freudiens et lacaniens. Psychologue clinicienne de formation psychanalytique, ercerçant depuis 20 ans dans un Centre d'évaluation et de Traitement de la Douleur (C.E.T.D), l'auteure constate que la douleur chronique met en difficulté tous les professionnels qui ont la charge et que l'offre considérable de thérapeutiques proposés est incapable de résoudre. Cet ouvrage rend compte, d'une part, de cet embarras que la douleur chronique suscite et ce à partir de la pratique de l'auteure dans un service de médecine. Cette réflexion prend corps à partir de ce que les patients lui enseignent, à savoir que le corps du patient douloureux se met à se manifester d'une façon tout à fait impossible à déchiffrer, d'où l'analogie avec la psychosomatique, telle que l'ont conceptualisée François Perrier et Jacques Lacan. D'autre part, cet essai explore plusieurs champs, médical, psychanalytique et politique, afin de proposer une approche plus complexe des phénomènes douloureux. En avançant sur ce fil, l'ouvrage met en relief toute l'étendue de la question.

(Coll. Études Psychanalytiques, 174 p., 18,5 euros)

ISBN : 978-2-343-17247-7, EAN EBOOK : 9782140120862

ARGENT ET MÉDECINE

Jacques Mornat

Les dépenses liées à la santé sont un des pôles majeurs du budget médico-social de la France. Chaque ménage consacre à la médecine un budget non négligeable. L'ouvrage fait le point sur le système de financement français des soins médicaux, s'intéresse plus en détail à la formation et à la rémunération des médecins et des professionnels de santé. Il révèle la difficulté que ces derniers rencontrent. Alors que les débats sur le système de santé en France se multiplient, Argent et médecine permet d'y voir un peu plus clair.

(198 p., 20,5 euros)

ISBN : 978-2-343-17100-5, EAN EBOOK : 9782140121432

ANDRÉ VÉSALE ET AMBROISE PARÉ

Destins croisés d'un anatomiste et d'un chirurgien de la Renaissance

Philippe Scherpereel

Plus que des vies parallèles comme les eût écrites Plutarque, on peut parler de destins croisés car Ambroise Paré et André Vésale verront leurs chemins se croiser à plusieurs reprises. Ils feront une partie de leur formation à Paris, en ayant les mêmes maîtres et les mêmes condisciples. Ils soigneront les blessés dans les armées des deux camps opposés et serviront les plus grands rois et empereurs de leur époque. L'anatomie fécondera la chirurgie, et de leurs interactions intellectuelles et pratiques naîtra la science médicale moderne.

(Coll. Médecine à travers les siècles, 174 p., 18 euros)

ISBN : 978-2-343-17539-3, EAN EBOOK : 9782140121494

ART DENTAIRE EN PRÉHISTOIRE

Mathilde Longueville

Des cavités dentaires vieilles de 14 000 ans, d'autres âgées de 6 500 ans où les archéologues ont retrouvé des traces de cire d'abeille en guise de plombages ou encore le plus vieil implant dentaire dont les origines remontent à 7 000 ans. Des découvertes faites par les chercheurs sur des sites disséminés, qui démontrent que les problèmes dentaires existent depuis des millénaires et que l'Homme a tenté de les traiter. Mathilde Longueville nous révèle un pan de vie insoupçonné de l'Homme préhistorique: une alimentation générant des pathologies bucco-dentaires ayant créé le besoin chez notre ancêtre de les soigner. Xavier Riaud

(Coll. Médecine à travers les siècles, 120 p., 17 euros)

ISBN : 978-2-343-13351-5, EAN EBOOK : 9782140120626

JE SUIS UN CORPS QUI PENSE

Pour une thérapie corps-esprit

Marc Tocquet

Ce n'est pas une surprise : l'être humain est une unité psycho-corporelle. Pourtant cette unité est rarement appréhendée en psychothérapie. L'Analyse Psycho-Organique, inventée par Paul Boyesen dans les années 1970, permet précisément de travailler au niveau de cette globalité. Dans ce livre, Marc Tocquet décrit cette méthode thérapeutique, ses concepts spécifiques, sa pratique originale et l'illustre de nombreuses descriptions cliniques.

(Coll. Psychanalyse, médecine et société, 248 p., 25 euros)

ISBN : 978-2917714-25-6, EAN EBOOK : 9782140120374

RECONSTITUTIONS FACIALES CHEZ LES MOMIES ÉGYPTIENNES

Préface du Docteur Xavier Riaud

Morgane Morice

L'Egypte... Une terre aride traversée par le fleuve le plus long du monde. Désert et oasis, cités pleines de vie et cités de pierre, vestiges d'un passé et d'une civilisation ancienne dont les richesses archéologiques et les mystères ne cessent d'émerveiller encore de nos jours les chercheurs de toutes nationalités. Ceux-ci ont contribué à l'émergence d'une science, l'égyptologie, qui s'attarde notamment sur la découverte et la connaissance des rois d'Egypte. Les rencontrer, les comprendre, découvrir leurs rites, leurs moeurs, leurs us et coutumes, c'est appréhender d'une certaine façon un peu de l'Egypte antique.

(Coll. Médecine à travers les siècles, 96 p., 12 euros)

ISBN : 978-2-343-17287-3, EAN EBOOK : 9782140118524

US ET COUTUMES DE LA SALLE DE GARDE

Gerard Terrier

La salle de garde est un lieu "mythique". Malheureusement, avec l'évolution de la société, et le monde médical ne fait pas exception à la règle, les traditions se perdent. Ce petit ouvrage vous fait pénétrer au sein de coutumes et de rites qui remontent à la nuit des temps. Ces derniers sont souvent l'objet d'inexactes interprétations, voire de fantasmes. Cette description, vue "de l'intérieur", permet de faire connaissance avec un milieu où les traditions, les us et coutumes et les symboles, bien qu'ancrés depuis des siècles, sont en train de s'étioler voire de tomber en désuétude.

(Coll. Médecine à travers les siècles, 82 p., 11,5 euros)

ISBN : 978-2-343-17138-8, EAN EBOOK : 9782140118371

SALOMON RESNIK
Un psychanalyste à l'écoute de la folie
Martin Reca

Salomon Resnik (Buenos Aires, 1920 - Paris 2017), psychiatre et psychanalyste, n'hésita pas à emprunter différents chemins afin de ne jamais s'écarter de sa seule voie : écouter la folie pour la soigner. Les chemins des écoles de pensée les plus rigoureuses, ceux de l'exil, certes, mais surtout l'itinéraire labyrinthique de l'inconscient : le langage du corps, le masque du délire, l'espace mental des groupes, le dessin de l'enfant, les scènces du rêve, l'aphasie des émotions, les paroles gelées de la culture... Tous ces chemins dans une seule voie : celle du transfert dans la rencontre avec les patients.

(Coll. Psychanalyse et civilisations, 210 p., 20 euros)

ISBN : 978-2-343-17002-2, EAN EBOOK : 9782140118098

LE PATIENT ET L'ERREUR MÉDICALE
Christian Sicot

« Si j'avais su... » Cette phrase, souvent prononcée par des patients victimes d'une erreur médicale, sous-entend de profonds regrets et parfois un immense désespoir. Alors que les accidents liés aux soins n'ont jamais été aussi nombreux (au moins 10 000 morts annuelles en France), les patients peuvent-ils jouer un autre rôle que celui de victime impuissante ? Cet ouvrage fournit à chacun des informations pour acquérir les bons réflexes et sécuriser son propre parcours de soins.

(Coll. Ethique et pratique médicale, 278 p., 29 euros)

ISBN : 978-2-343-16818-0, EAN EBOOK : 9782140116582

UN ORDRE POUR LES CHIRURGIENS-DENTISTES EN FRANCE
24 septembre 1945
Maxime Cournault

L'Ordre des chirurgiens-dentistes a été créé par le général de Gaulle en 1945. Il y a bien eu une section dentaire du Conseil national de l'Ordre des médecins fondée par le maréchal Pétain et le gouvernement de Vichy alors que la France est occupée par les Allemands. Si on doit à la section dentaire le code de déontologie et l'entraide confraternelle aux victimes et prisonniers de guerre, sa mission première a été d'éradiquer les juifs de la profession dentaire. Cette structure sera annulée après la guerre par le général de Gaulle lui-même sur décret. Les deux institutions restent différentes par leurs actions et leurs missions respectives, même si on ne peut oublier les enseignements de l'histoire qui doivent participer au devoir de mémoire et servir comme garant d'une institution ordinale contemporaine.

(Coll. Médecine à travers les siècles, 176 p., 18,5 euros)

ISBN : 978-2-343-16078-8, EAN EBOOK : 9782140116063

JE VAIS MOURIR MARDI 18
Le suicide assisté au paradis helvète
Claude Mermod

Préface de Mauro Poggia. Postface d'Olivier Chabloz

Par effets de médias, le suicide assisté se transforme en un acte militant puis se propage. Voilà enfin le contre-témoignage qui alerte sur cet abus, notamment lorsque l'aide médicale à mourir est accordée à des personnes en bonne santé. L'auteur commence par enquêter sur le suicide de son frère. Bien documenté, il s'adresse aux responsables politiques, mais aussi du droit et de la santé publique pour les mettre en garde contre la banalisation de cette pratique. Il prévient contre une dérive sociétale qui se voue au culte de la mort.

(322 p., 33 euros)

ISBN : 978-2-343-16246-1, EAN EBOOK : 9782140116025

LE VIRAGE BIOÉTHIQUE

Denis Berthiau

La révision imminente de la loi bioéthique ouvre un moment où tout est possible. Cet essai éclaire l'urgence éthique qu'imposent certaines situations humaines souvent dramatiques. Face aux questions si complexes qu'elles soulèvent, il convie à abandonner le manteau du péremptoire et à endosser la responsabilité du faire réfléchir. Fin de vie, assistance médicale à la procréation, gestation pour autrui animent le débat public et la controverse. Mais interruptions volontaires de grossesse par exemple pour raisons psychosociales, ou contraception définitive, sont plus méconnues. La volonté est de les sortir de l'obscurité où éthiquement elles se meurent.

(Coll. Éthique en contextes, 226 p., 23 euros)

ISBN : 978-2-343-16974-3, EAN EBOOK : 9782140115998

ADN, DENTS ET MALADIES

Xavier Riaud

Préface du Docteur Jean Granat

Une dent est imputrescible et résiste même à un certain degré de carbonisation. Son ADN constitue un élément précieux d'investigation, même des siècles après la mort d'un individu, qui renseigne notamment sur une filiation, une identification, un empoisonnement ou la chronobiologie puisqu'il a été démontré qu'en chaque homme sommeille un homme de Néandertal. Mais, étonnamment, cet ADN dentaire peut rapporter une maladie dont aurait été atteinte une personne des siècles auparavant. De cette façon, les chercheurs ont pu affiner leurs connaissances sur le point d'émergence d'une maladie, son développement et son essor.

(Coll. Médecine à travers les siècles, 114 p., 13,5 euros)

ISBN : 978-2-343-16834-0, EAN EBOOK : 9782140113925

TEST DE BENDER ET STYLO NUMÉRIQUE

Sous la direction de Philippe Wallon

Le test de Bender, peu pratiqué en France, est le dessin le plus diffusé dans le monde après le « bonhomme ». Il est adapté au tout jeune enfant, dès la maternelle. Il renseigne sur l'organisation perceptuelle, l'aptitude à dessiner des formes géométriques (9 figures) et l'anticipation. Neutre émotionnellement, il peut être utilisé dès la première rencontre avec un enfant, même fragile. Notre recherche (Paris, 2014) con rme la cotation classique (Koppitz), comme évaluation du niveau.

(288 p., 39 euros)

ISBN : 978-2-343-15870-9, EAN EBOOK : 9782140108495

PUISQUE JE PASSAIS PAR LÀ...

De la psychiatrie de secteur à la réhabilitation polaire

Patrick Alary

Quarante-deux ans « en psychiatrie ». Un produit du hasard devenu une nécessité. Une vie professionnelle au service d'une souffrance que beaucoup ne veulent pas (plus ?) voir. Des rencontres, des confrontations, des combats, des projets, des compagnonnages, une histoire d'engagements, individuel et collectifs au service de l'autre, souffrant... La volonté de s'impliquer. La défense d'une clinique positive, médicale mais spécifique et qui n'ignore rien des différentes dimensions de la psyché humaine, bio-psycho-sociale.

(Coll. Psycho-Logiques, 396 p., 39 euros)

ISBN : 978-2-343-16301-7, EAN EBOOK : 9782140107962

Structures éditoriales du groupe L'Harmattan

L'Harmattan Italie
Via degli Artisti, 15
10124 Torino
harmattan.italia@gmail.com

L'Harmattan Hongrie
Kossuth l. u. 14-16.
1053 Budapest
harmattan@harmattan.hu

L'Harmattan Sénégal
10 VDN en face Mermoz
BP 45034 Dakar-Fann
senharmattan@gmail.com

L'Harmattan Cameroun
TSINGA/FECAFOOT
BP 11486 Yaoundé
inkoukam@gmail.com

L'Harmattan Burkina Faso
Achille Somé – tengnule@hotmail.fr

L'Harmattan Guinée
Almamya, rue KA 028 OKB Agency
BP 3470 Conakry
harmattanguinee@yahoo.fr

L'Harmattan RDC
185, avenue Nyangwe
Commune de Lingwala – Kinshasa
matangilamusadila@yahoo.fr

L'Harmattan Congo
67, boulevard Denis-Sassou-N'Guesso
BP 2874 Brazzaville
harmattan.congo@yahoo.fr

L'Harmattan Mali
Sirakoro-Meguetana V31
Bamako
syllaka@yahoo.fr

L'Harmattan Togo
Djidjole – Lomé
Maison Amela
face EPP BATOME
ddamela@aol.com

L'Harmattan Côte d'Ivoire
Résidence Karl – Cité des Arts
Abidjan-Cocody
03 BP 1588 Abidjan
espace_harmattan.ci@hotmail.fr

L'Harmattan Algérie
22, rue Moulay-Mohamed
31000 Oran
info2@harmattan-algerie.com

L'Harmattan Maroc
5, rue Ferrane-Kouicha, Talaâ-Elkbira
Chrableyine, Fès-Médine
30000 Fès
harmattan.maroc@gmail.com

Nos librairies en France

Librairie internationale
16, rue des Écoles – 75005 Paris
librairie.internationale@harmattan.fr
01 40 46 79 11
www.librairieharmattan.com

Librairie l'Espace Harmattan
21 bis, rue des Écoles – 75005 Paris
librairie.espace@harmattan.fr
01 43 29 49 42

Lib. sciences humaines & histoire
21, rue des Écoles – 75005 Paris
librairie.sh@harmattan.fr
01 46 34 13 71
www.librairieharmattansh.com

Lib. Méditerranée & Moyen-Orient
7, rue des Carmes – 75005 Paris
librairie.mediterranee@harmattan.fr
01 43 29 71 15

Librairie Le Lucernaire
53, rue Notre-Dame-des-Champs – 75006 Paris
librairie@lucernaire.fr
01 42 22 67 13